디톡스라이프
2주 만에 몸속 독소 싹 빼기

디톡스라이프
2주 만에 몸속 독소 싹 빼기

2주 프로그램이 만드는 기적

서문

 몸을 치료하기 위해서 우리는 병원과 약국을 찾는다. 어떤 문제를 해결하기 위해 먼저 그 원인을 찾고 해결해야 하는데 일반적으로 현대인들은 무조건 병원과 약물을 찾곤 한다. 원인을 해결하기보다는 증상만 해결하기 위해 우리는 계속해서 무엇인가를 찾는다. 과거에도 그렇게 해 왔고, 현재도, 그리고 앞으로도 쭉 그럴 것이다.
 문제는 아무리 좋은 방법과 좋은 해결책들이 있다 해도 증상 중심의 치료는 한계가 있고 좋지 않은 결과를 얻을 수밖에 없다는 것이다.

 현대 의학의 한계를 느낀 사람들은 계속해서 새로운 방법을 찾는다. 그 방법이 바로 대체 요법이나 기타 많은 요법들이다.
 해마다 건강기능 식품들, 영양제나 해독제, 천연, 올가닉(organic)이라는 이름 아래 수많은 제품들이 홍수처럼 더 많이 나오고 있다.

 예로부터 "말은 약장사가 가장 잘한다"고, 어떤 요법이나 건강식품들을 접하면 무조건 나을 것이라는 말에 넘어가 우리는 어리석은 선택을 하고 있다. 문제는 더 좋다는 제품이 만들어지고, 지금까지의 제품과는 다르다고 광고하지만 우리의 건강은 조금도 나아지지 않고 있다는 것이다. 나을 것이라는 기대감에 좋아진 것처럼 느껴지지만 결국은 더 악화된 몸을 보고 후회하는 경우가 많다. 괜한 돈과 시간을 소비하게 되는 셈이다.

인류가 살아 숨 쉬고 존재하는 이상 건강을 위한 불변의 법칙이 있는데 바로 디톡스다.

질병으로부터 자유를 얻고 싶다면, 우리는 먼저 질병의 원인을 찾고 해결해야 한다. 질병의 가장 큰 원인은 무엇일까? 현대인들이 갖고 있는 가장 큰 원인은 바로 식습관이다.
우리가 먹는 잘못된 음식들이 대부분의 질병을 만든다는 것을 알아야 한다.

디톡스는 인체 내에 쌓인 질병의 원인이 되는 노폐물을 해결하는 데 가장 올바른 방법이다. 혈액, 세포, 림프. 즉 우리 몸을 청소하지 않는다면 그 노폐물이 인체의 가장 약한 부분에 정착해 질병이 된다.

우리 인체는 순환계, 호흡계, 소화계, 심혈관계 등 생리적인 기능들이 각각 그 위치에서 훌륭하게 일하고 있다. 그런데 정말 우리에게 중요한 해독 기관에 관심을 갖지 않으면 질병을 해결할 수 없게 된다.

디톡스의 원리는 간단하다. 짐승은 아프면 먹지 않는다. 그러나 우리는 일반적으로 몸에 문제가 생기면 더 잘 먹으려고 애쓴다.

중요한 것은 인체의 순리는 아플 때 식욕을 떨어뜨린다는 것이다. 이 신호는 인체의 노폐물을 처리하고 있다는 신호이기도 하다. 이때 자연적인 디톡스 과정을 거치게 되는데, 이를 필자는 '치유'라고 말한다.

저녁 한 끼를 먹지 않는 것, 간헐적 금식을 하는 것, 3일 혹은 7일 금식히는 것, 과일식을 하는 것, 때로는 자극적인 식품이나 간식을 하지 않는 것도 디톡스가 될 수 있다. 디톡스에 대한 이해가 풍부해져야 한다. 그리고 우리의 개념이 바뀌어야 한다. 그때부터 진정한 치유가 시작될 수 있다.

사람들에게 별 호응이 없었던 디톡스가 일본의 요시우리 박사의 오토파지 논문과 노벨상으로 인해 관심이 부쩍 늘게 되었다.

그리스어로 "자기를 먹다"의 의미를 가진 오토파지는 금식을 할 경우 우리 몸은 노폐물을 완전히 처리하고 그것으로 에너지까지 만들어 낸다는 원리를 설명하는 단어이다. 오토파지가 알려지면서 일부 건강을 생각하는 사람들의 관심을 끌게 되었다. 더 이상 우리는 무엇인가를 먹어서 질병을 해결하려고 하지 말아야 한다. 치유는 먹지 않는 것에서 시작된다.

노폐물이 제거되어야만 치유가 시작될 수 있다.

디톡스를 하게 되면 혈액이 정화되고 세포가 건강해진다는 불변의 법칙이 이제는 실천되어야 한다.

그런데 디톡스에 대한 잘못된 이해가 오히려 몸을 망칠 수도 있기 때문에 주의해야 한다. 편향되고 극단적인 방법은 오히려 몸을 더 망칠 수 있다. 올바른 디톡스를 통해서 건강하고 행복한 삶이 되길 기원한다.

나음힐링센터 방태환

2주 만에 일어난 기적

나음 2주 프로그램

 십수 년간 힐링센터를 운영하면서 많은 생각을 하게 되었다. 어느 순간 단순히 센터만 운영하기보다는 더 많은 사람들에게 건강 교육을 통해 스스로 자신의 건강을 관리할 수 있는 프로그램을 만들어야겠다는 생각이 들었다.

 아버님 때부터 운영해 온 요양원 사업을 약 30여 년간 지켜본 결과, 건강 회복은 한 달 내, 더 짧게는 2주 만에도 기본적인 변화를 볼 수 있다는 것을 발견하고 2019년 2주 교육 프로그램을 시작했다. 1년에 15~17회 프로그램을 매번 모집해서 진행한다는 것이 쉽지는 않았지만 매 기수 20~40명의 참가자들을 교육하기 시작하여 벌써 95기(글을 쓰고 있는 시점)까지 오게 되었다.

 2주간의 프로그램은 지적인 교육만이 아니라 몸으로 직접 느끼면서 경험하는 프로그램이기 때문에 시간이 지나면 대부분의 사람들이 받아들이고 개선될 수밖에 없는 프로그램이다.

　정해진 기간에 입소하는 참가자들은 대부분 자신의 혈액을 관찰한다. 처방이나 어떤 의료 행위를 하는 것은 아니다. 단, 자신의 혈액을 400배 확대해서 관찰함으로 어떤 모양인지 혹은 혈전이 되어 있는지 곰팡이나 세균, 노폐물이 많은지, 산화되어 있는지 확인할 수 있다. 그리고 7일이 지났을 때와 2주가 지났을 때 혈액의 변화를 스스로 관찰하면서 해독의 중요성을 깨닫게 되는 것이다.

　입소를 하면 기본적인 건강 상담을 받는다. 나음에서는 입소한 분들과 함께 이야기하면서 디톡스를 잘 할 수 있도록 도움을 준다. 체력에 따라 혹은 독소의 유무에 따라 본인이 선택하게 되는데 7일 디톡스, 5일 디톡스, 3일 디톡스, 혹은 저녁 디톡스로 선택하게 된다.

　첫날부터 일찍 잠을 자는 습관을 갖도록 한다.

　아침 일찍 일어나 강의를 듣고 식사를 하는데 디톡스를 하는 분들은 식사 대신 꿀물을 섭취하고 9시쯤 스트레칭을 한다. 스트레칭 후 산책을 하고 점심 식사를 한다.

　오후에는 어싱도 하고 천연 치료 교육이나 각자의 몸에 맞춰서 일광욕도 하고 자유로운 시간을 가진 후 저녁 강의에 참석하게 된다.

나음힐링센터 전경 모습

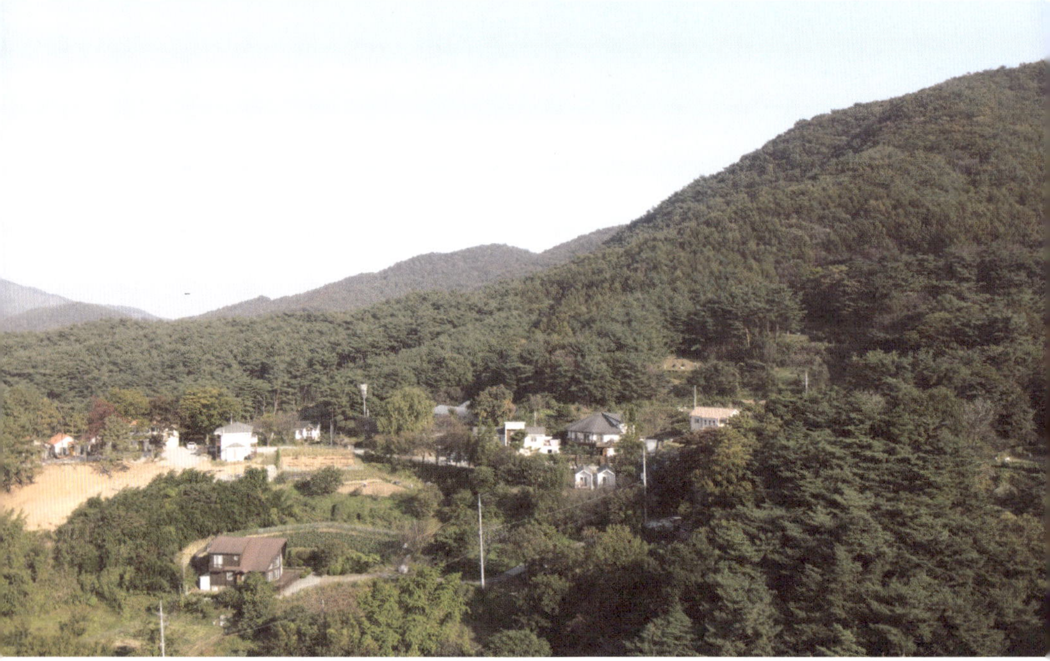

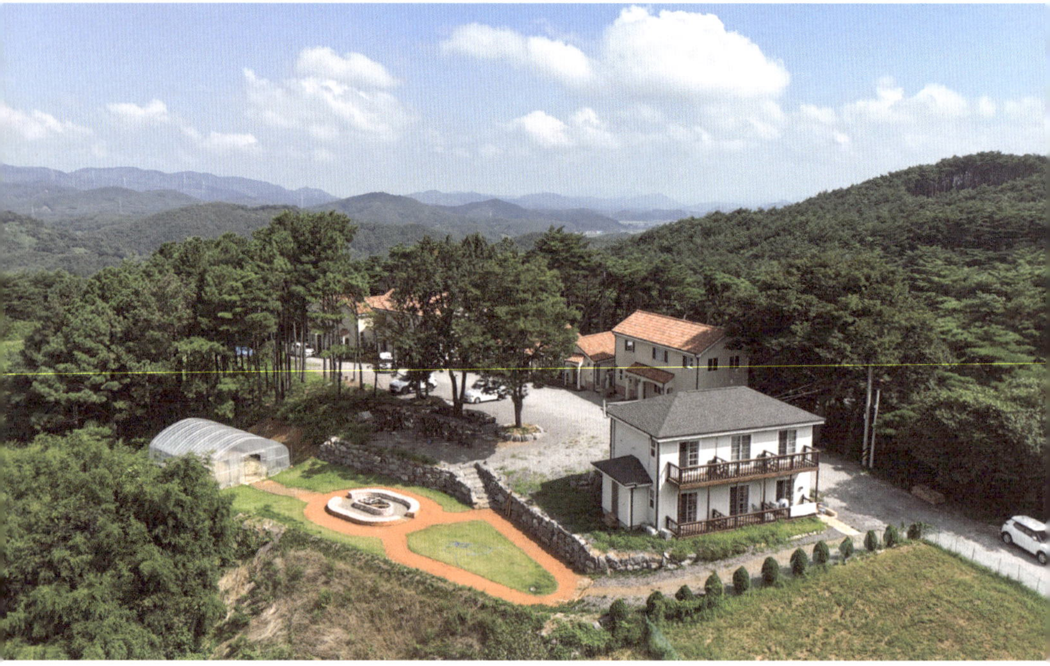

나음힐링센터 숙소

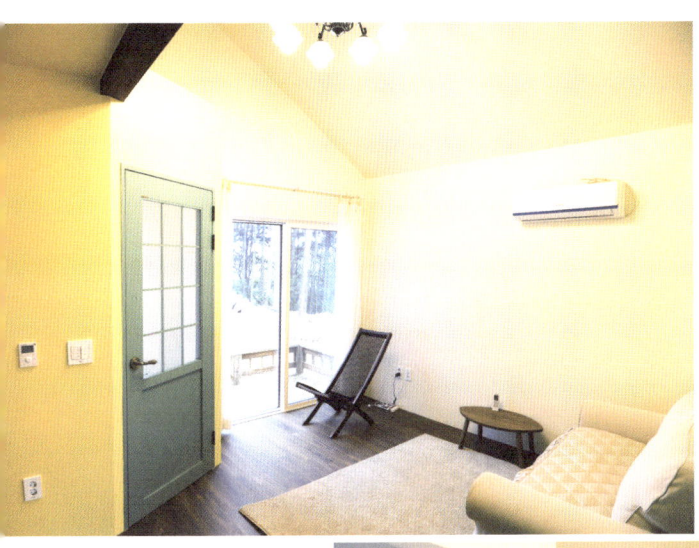

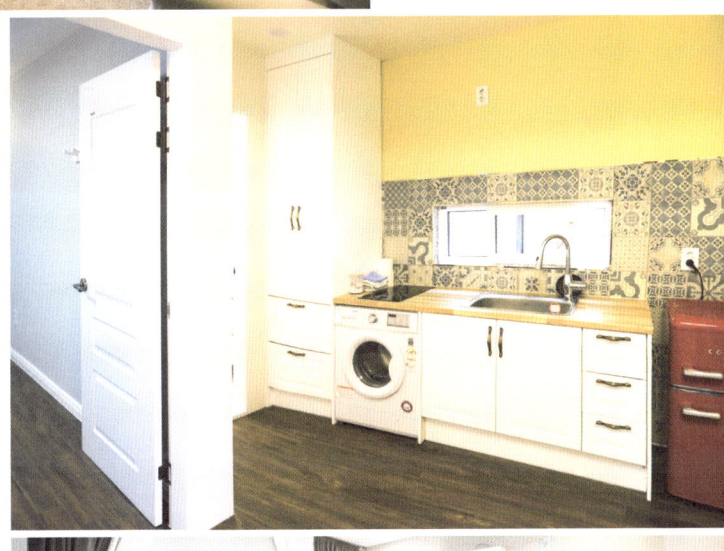

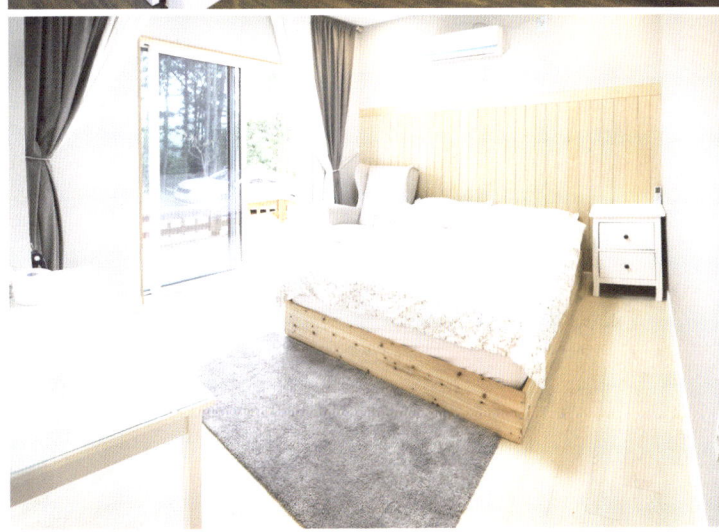

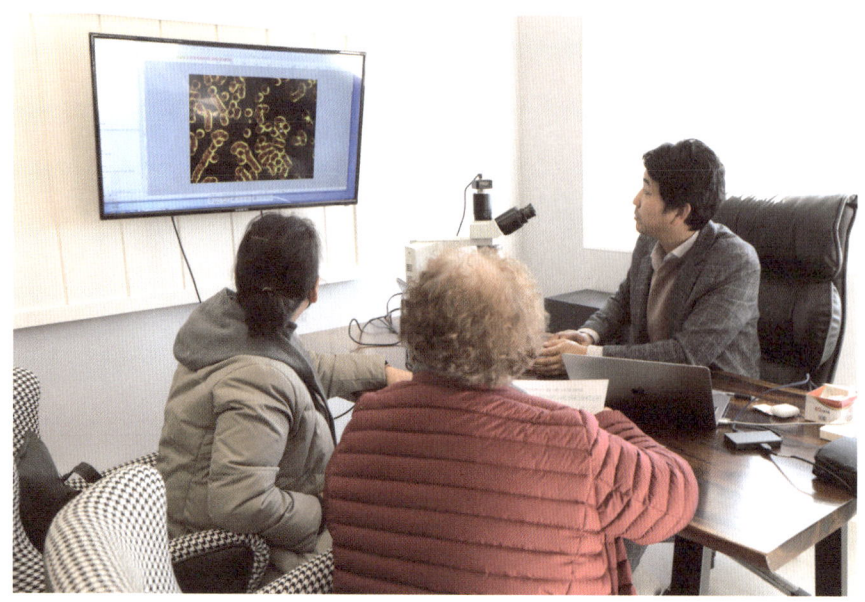

센터 입소 시 혈액 관찰 및 상담하는 모습

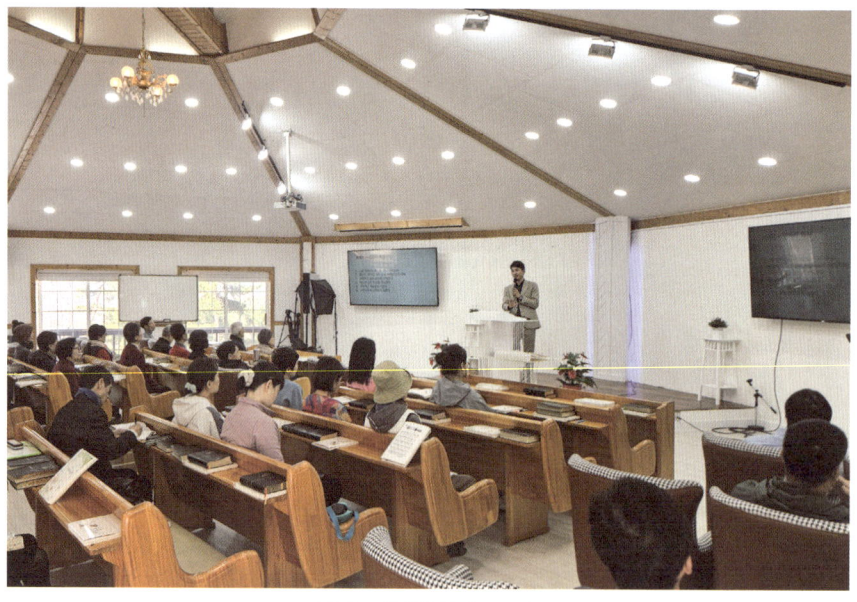

프로그램 강의 듣는 모습

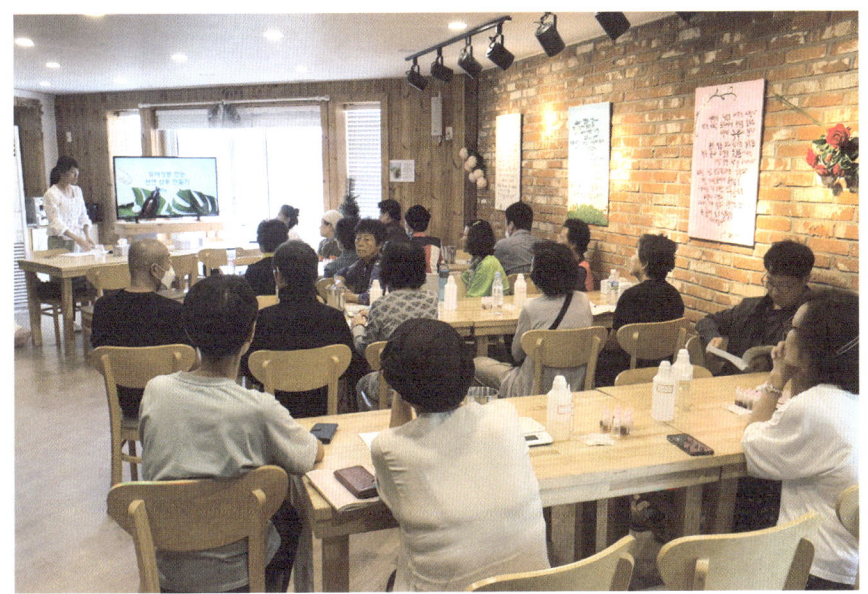
천연치료를 배우고 직접 실습하는 모습

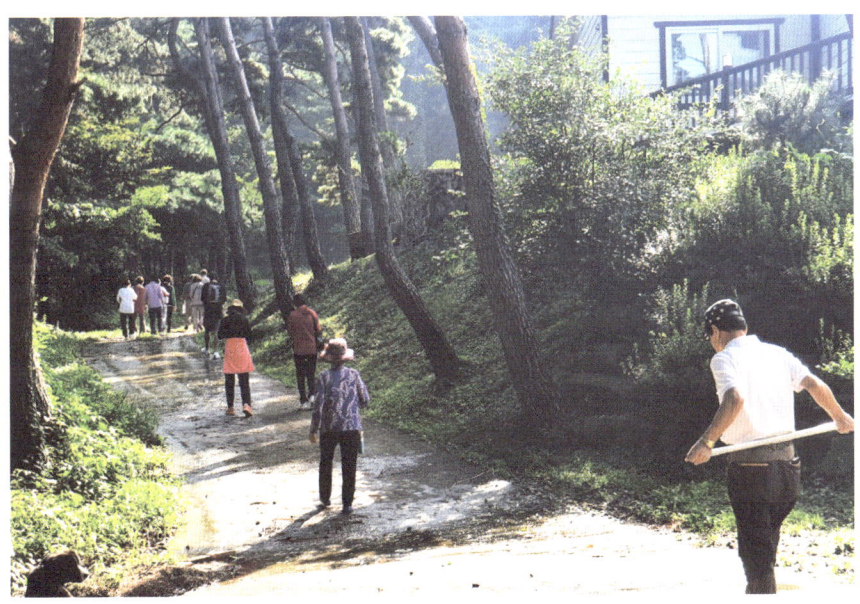
나음힐링센터 산책

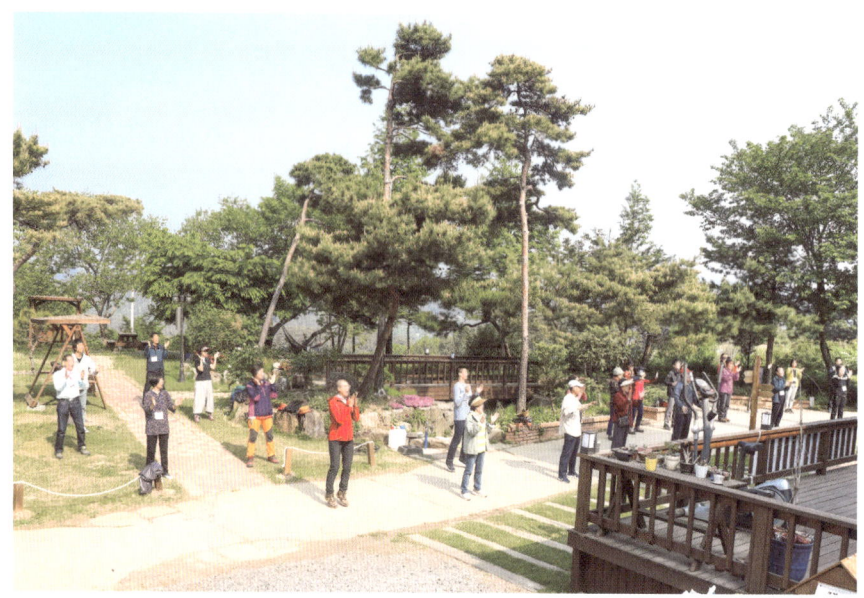

매일 아침 스트레칭과 체조

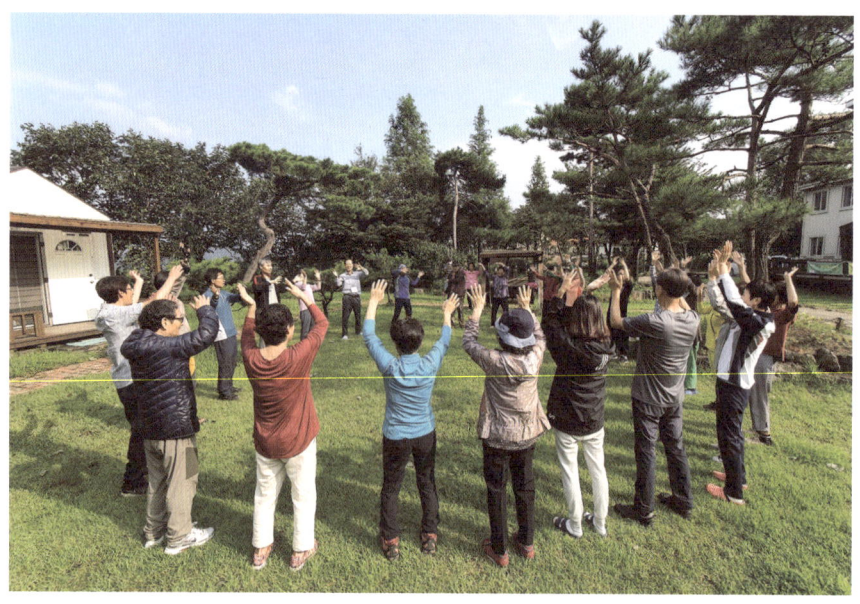

매일 아침 스트레칭과 체조

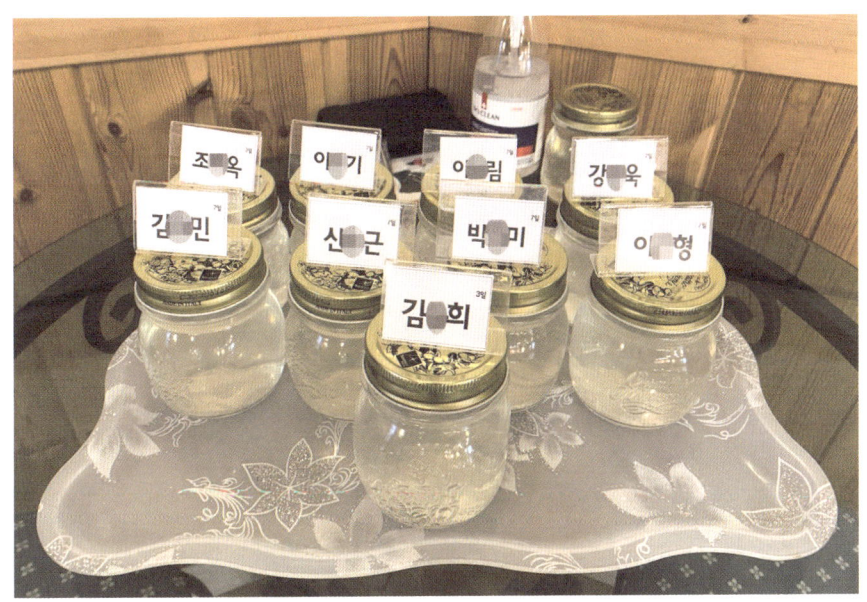

디톡스 할 때 마시는 꿀물

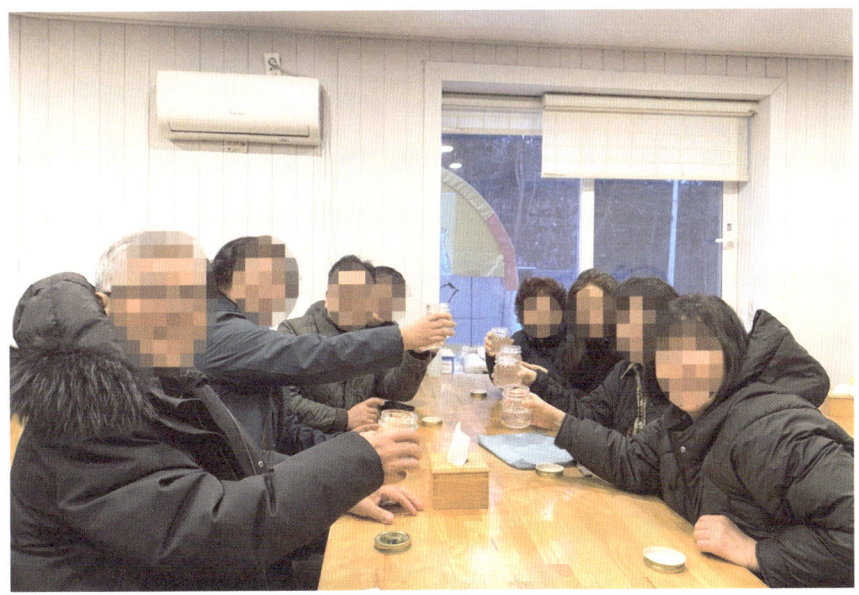

디톡스 할 때 마시는 꿀물

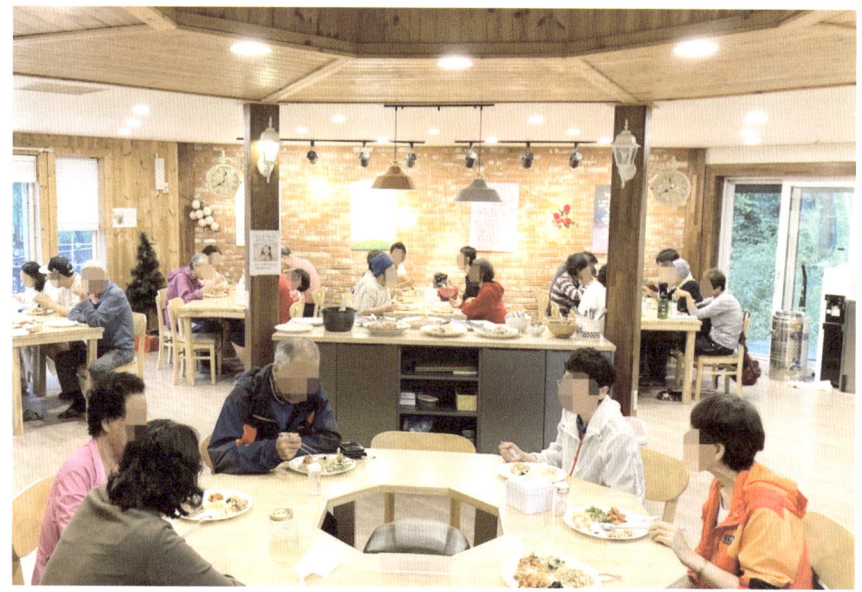

나음힐링센터 식당

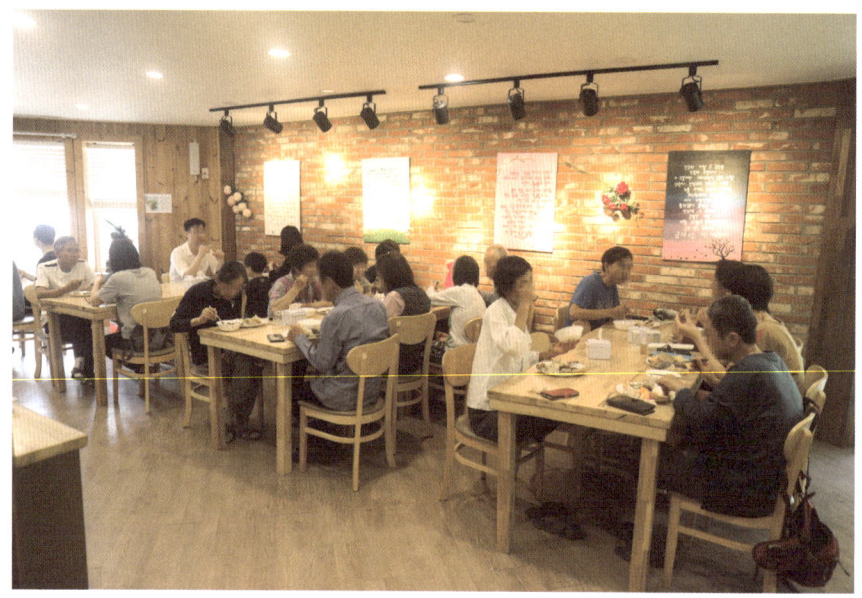

나음힐링센터 식당

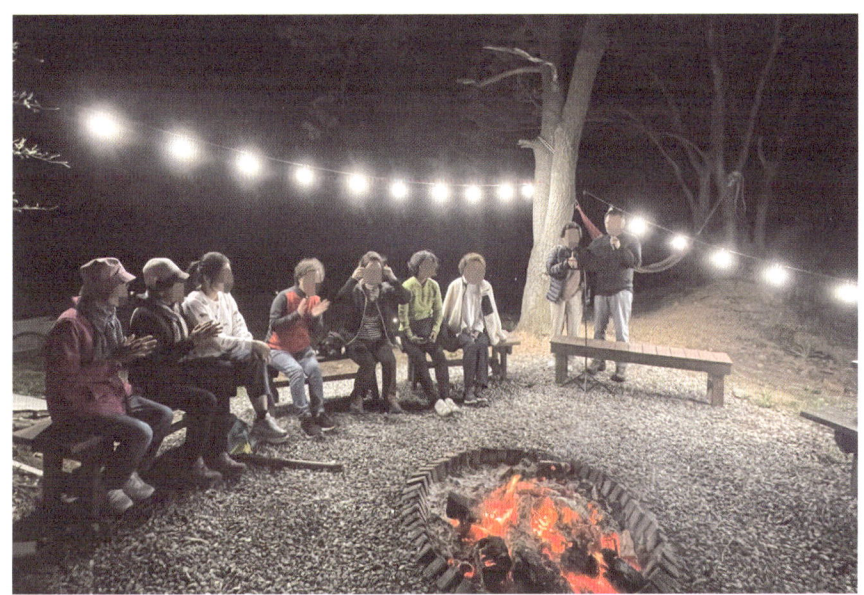
프로그램 중 캠프파이어

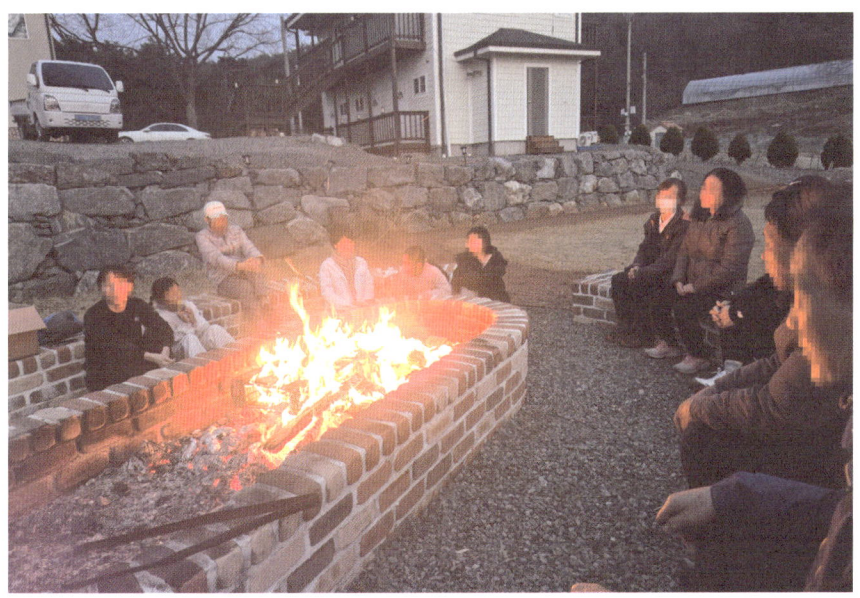
프로그램 중 캠프파이어

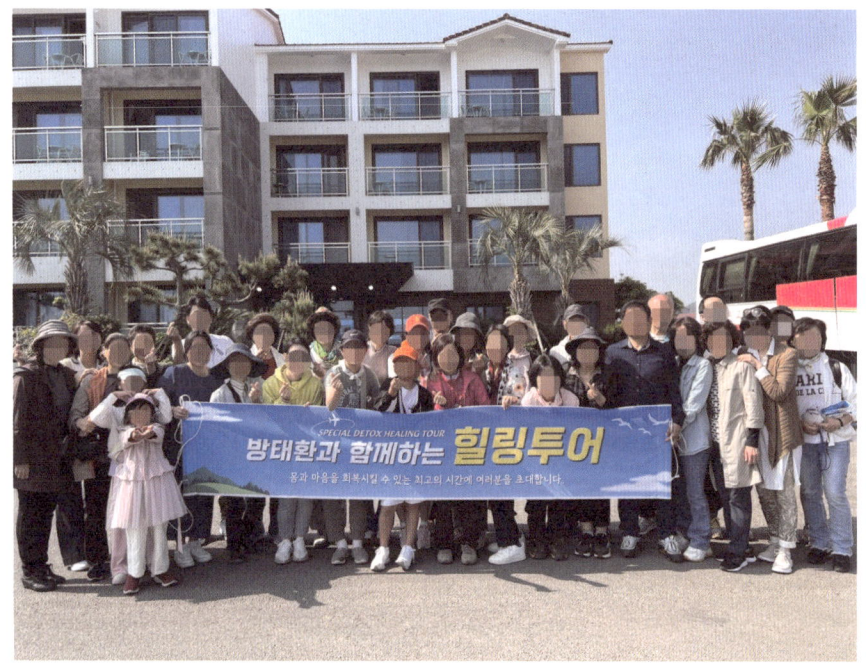

힐링 여행사진

이렇게 2주를 보낸 뒤 몸 상태는 어떻게 변해 있을까?

2주는 완치까지는 아니더라도 스스로 몸의 변화를 느끼고 자연 치유에 대해 확신하기에 충분한 시간이다. 암이 줄고, 혈압이 약물 없이 정상화되고, 때때로 크레아티닌 수치가 감소하고, 혈당이 잡히고, 놀라운 변화가 일어나는 것을 경험할 수 있다.

힐링디톡스 2주간의 기적
혈액의 변화와 고혈압 등 변화된 것들

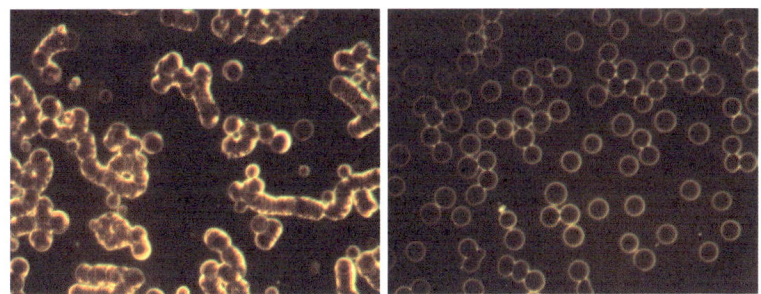

김○○ - 고혈압, 불면증

입소 당시 혈압약을 복용 중이었으나 2주 디톡스를 통해 피가 깨끗해지면서 혈압약을 끊고 혈압이 정상이 되었다. 불면증도 사라지고 몸이 가벼워지고 몸의 붓기도 빠지게 되었다.

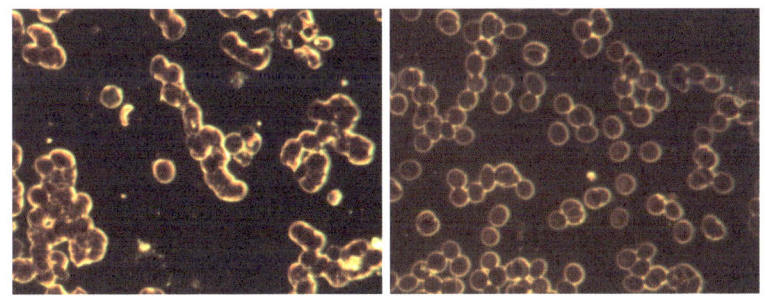

권○○ - 위암 4기, 간, 림프, 대장암 전이

당뇨와 혈압약을 복용했고 암 진단 후 구토 증상이 생기고 소화가 안되고 밥맛도 없었다. 또 기침이 많이 나고 몸에 통증들이 있었는데 2주 디톡스를 통해 기침이 좋아지고 혈압약과 당뇨약을 안 먹고도 정상이 되었다. 구토 증상이 사라지고 식욕이 좋아져서 오히려 과식할까 봐 절제해야 할 정도로 소화력이 좋아졌다.

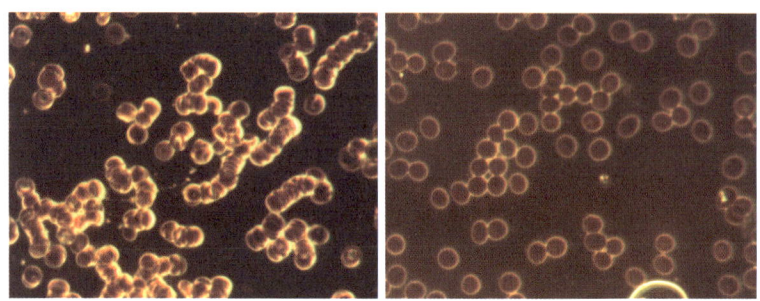

송○○ - 고혈압, 고지혈증, 자궁근종

입소 시 음식을 먹으면 복부 왼쪽이 콕콕 쑤시는 증상이 있었고 혈압도 높았고 머리도 자주 아팠다. 부종도 있었으며 탈모가 있었는데 2주간의 디톡스를 통해서 약을 먹지 않고 혈압이 정상이 되었고 두통이 없어지고 부종이 거의 빠지게 되었다. 게다가 탈모 증상이 사라지고 컨디션이 좋아졌다.

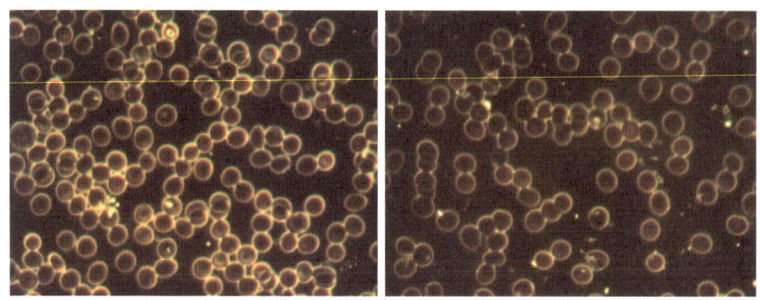

이○○ - 전립선 암

경미한 등 통증이 있었고 전립선 비대증약을 복용했다. 전립선 약을 안 먹으면 소변 보는 시간이 단축되고 횟수가 늘어 계속 복용 중이었는데, 2주 디톡스라이프를 통해 등 통증이 줄어들고 입마름도 사라졌으며 점차 소변보는 것이 쉬워지고 밤에는 소변을 보지 않을 정도로 좋아졌다. 그리고 혈압이 정상이 되고 맥박도 좋아졌다. 충혈된 상태로 입소했는데 싹 사라지고 소변 보는 간격이 정상이 되었다.

DETOX LIFE

목차

서문	⋯ 4
2주 만에 일어난 기적	⋯ 8

미션 1. 몸을 살리는 길, 해독에 대한 이해를 한다

다이어트로 이해해 보는 해독	⋯ 28
인체 5대 해독기관 / 관리	⋯ 31
오늘 해결하지 않은 독은, 내일 병이 될 수 있다	⋯ 52
혈액의 오염은 심각한 질병을 만든다	⋯ 57
병균보다 더 심각한 문제는 노폐물!	⋯ 60
혈액을 깨끗하게 만드는 것은 간단하다!	⋯ 64

미션 2. 기본적인 해독 방법

해로운 것 하나만 끊어도 몸이 바뀐다	⋯ 70
매일 30분만 운동하자!	⋯ 73
식사 전 마시는 물의 힘!	⋯ 77
커피, 음료수, 차 대신 물!	⋯ 79
10시 전에 자기만 해도 간이 살아난다	⋯ 81
육식을 끊고 현미 채식을!	⋯ 85
저녁 한 끼만 바꿔도⋯	⋯ 89
디톡스를 위해 금기해야 할 식품들	⋯ 92

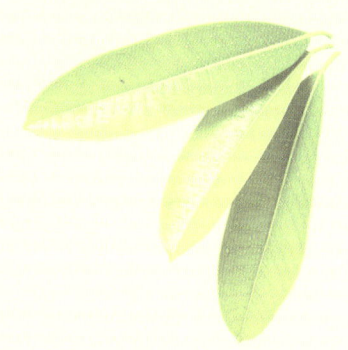

미션 3. 효과 있는 디톡스 종류와 방법

꿀물 디톡스	… 100
과일 디톡스	… 105
레몬 디톡스	… 114
소금 디톡스	… 117
물 디톡스	… 126
프로폴리스 디톡스	… 130
숯 디톡스	… 133
채식 디톡스	… 137

미션 4. 디톡스의 효능 알기

디톡스 효과를 본 사람들	… 142
산삼이 좋을까? 아니면 한 끼 굶는 것이 좋을까?	… 162
짐승은 아프면 먹지 않는다	… 165
디톡스의 효과 27가지	… 168
오토파지, 자가 포식(건강, 수명)	… 194

미션 5. 디톡스를 위한 준비

톡스 하기 전 마음 정하기	··· 200
몸 체크하기 - 어떤 디톡스 방법을 선택할지 선정 방법	··· 203
디톡스 준비물	··· 205
명현 반응 미리 알기	··· 209

미션 6. 방태환의 디톡스라이프 실전편 - 금식

하루 세 번 꿀물을 마신다	··· 214
미지근한 물을 충분히 마신다	··· 216
가벼운 운동을 한다	··· 220
프로폴리스를 마신다	··· 222
장 청소를 한다	··· 224
10시 전에 잔다	··· 226
디톡스 중 절대 하지 말아야 할 것들 - 오히려 해로움	··· 227
금식 최대 기간은 7일	··· 229

미션 7. 방태환의 디톡스라이프 실전편 - 보식

첫 보식이 중요하다	··· 232
보식을 미음이나 죽이 아닌 현미밥으로 해야 하는 이유	··· 234
꼭꼭 씹어 먹어야 하는 이유	··· 236
보식할 때 물 마시는 방법	··· 237
낮잠 금지	··· 239
처음 보식의 양과 보식 기간	··· 240
채소와 과일은 따로 섭취	··· 242
저녁에는 과일식	··· 243
보식할 때 피해야 할 음식들	··· 244

미션 8. 디톡스와 함께하면 시너지 효과

장 청소	··· 246
찜질	··· 252
모세 혈관 운동	··· 254
풍욕과 산림욕	··· 256
일광욕	··· 258
복식 호흡	··· 260
족욕	··· 263
수치료	··· 265
어싱	··· 268
숯	··· 270

미션 9. 보식 후 관리 - 일상적인 디톡스라이프

두 끼 식사 실천	··· 277
아침을 잘 먹도록 한다	··· 281
간식을 하지 않는다	··· 282
가급적 같은 시간에 식사를 한다	··· 285
과식, 폭식, 야식을 피한다	··· 287
소금물을 매일 마신다	··· 288
프로폴리스를 자주 섭취한다	··· 289
식이섬유가 충분한 식사를 한다	··· 291
현미채식, 올바른 식사	··· 292
평소 식단표 - 예시	··· 294

자주 하는 디톡스 Q & A ··· 296

DETOX
LIFE

MISSION 1

미션 1

몸을 살리는 길, 해독에 대한 이해를 한다

지금까지 많은 돈과 시간을 허비했다면
이제부터는 답을 찾고 건강에 대한 확신을 얻을 수 있다!

다이어트로 이해해 보는 해독

살이 찌는 이유는 무엇일까? 유전적인 문제, 스트레스, 음식, 기능장애 등이 있겠지만 일반적으로 칼로리의 문제가 가장 큰 비중을 차지한다. 성인의 1일 필요한 칼로리는 약 2,500kcal인데 이것은 소비량이 대략 그 정도 범위라는 뜻이기도 하다.

정상적인 체중을 유지하려면 섭취하는 칼로리와 소비되는 칼로리의 비중이 맞아야 하는데 소비되는 칼로리에 비해 섭취하는 칼로리가 많아지게 되면 체중이 늘어나게 된다.

특히 MZ세대뿐 아니라 성인의 입맛을 유혹하는 대부분의 음식들은 고칼로리 식품이다.

가령 2시간 운동을 통해 300kcal를 소비했다고 가정해 보자! 운동 후에 출출해진 배를 채우기 위해 약 400kcal가량의 초코파이나 빵을 먹는다면 당연히 체중이 증가할 수밖에 없다.

즉 건강한 체중관리를 위해서는 고칼로리 식사를 피하고 운동이나 활동을 통해 칼로리 소비를 충분히 해야 한다는 것이다.

다이어트는 살을 빼는 것에 초점을 두어서는 안된다. 건강한 몸을 만드는 것에 초점을 두어야 한다.

질병 없이 건강하게 살 수 있는 방법이 있다. 그것은 해독에 대한 올바른 이해부터 시작된다. 우리는 매일 숨을 쉬고 먹고 마시고 스트레스를 받으며 수많은 독소를 체내로 유입시킨다.

질병의 원인이 되는 독소들이 다양한 형태로 체내로 유입되면서 인체에 문제가 일어난다.
중금속, 가스, 매연, 방사선, 전자파, 활성산소, 지방독, 고탄수화물, 세균, 기생충, 바이러스, 곰팡이, 각종 발암 물질, 식품 첨가물 등이 체내에 유입되면서 인체의 항상성이 무너지게 된다. 그러면서 혈액은 산성화되고 더러워진다.

먼저 체외로부터 유입되는 독소를 최소화시키는 것이 가장 우선되어야 한다. 특히 질병이 있을 때는 더욱 엄격하게 관리해야만 한다. 그런데 그렇지 못한 상황들이 아주 많다.
또 아무리 관리한다 하더라도 자신도 모르게 다양한 경로로 몸속에 들어오는 독소들이 생각보다 많다는 것이 문제이다.

보통 체내로 유입된 독소는 우리 몸의 해독 기관들에 의해 해독된다. 문제는 인체 자체가 해독할 수 있는 양보다 들어오는 독소 양이 많아지는 것이다. 그때부터 질병이 시작되는 것이다.

집안이 더러워지면 청소를 해야 하듯이 인체가 독소로부터 오염되면 반드시 청소를 해 줘야 한다. 우리는 우리의 의지를 동원해서 몸속 청소, 디톡스를 실천해야만 한다.

독소가 많은데도 디톡스를 하지 않으면 우리 몸은 질병에 걸릴 확률이 높아지게 된다.

지금까지는 우리가 아플 때 약을 먹거나 증상을 치료하는 것에 중점을 두었다면 앞으로는 몸을 클린(clean), 즉 디톡스를 통해서 질병의 원인이 되는 독소(노폐물)를 해결하는 데 중점을 두어야 한다.

원리는 간단하다. 쓰레기통의 쓰레기를 비우면 끝나는 것이다. 생각해보면 너무도 간단하게 해결될 수 있는 일인데 쓰레기가 썩지 않게 약을 사용하는 어리석은 선택을 계속 해왔다.

인체의 독소를 해결함으로 우리는 질병에서 자유롭게 될 수 있다.

인체 5대 해독기관 / 관리

　우리 몸은 우리의 의지와 상관없이 체내에 유입된 독소를 해결하려고 노력한다. 매시간, 분 초마다 그 작업이 일어나는데 그것을 바로 해독, 혹은 디톡스라고 한다. 이것은 우리가 무엇인가를 하려고 하는 노력이 있기 전 인체 자체가 하는 행위이다.

　우리 몸은 스스로 독소를 해결하기 위해 간, 폐, 신장, 대장, 피부를 통해서 일을 한다. 물론 기타 다른 기관들도 해독에 관여하지만 이 다섯 기관은 특별하게 해독을 위해 세팅된 기관이기도 하다. 어떤 질병에 걸리면 우리는 그것을 해결하기 위해 온갖 노력을 다한다. 예를 들면 아토피를 해결하기 위해 피부에 초 집중적으로 신경을 쓰고 당뇨에 걸리면 혈당을 해결하기 위해 고민을 하게 되는 것이다. 그러나 가장 기본적인 해독에 신경을 쓰지 않으면 절대로 몸이 회복될 수 없다.

 간(첫 번째 해독 기관)

　간은 내부 기관 중 가장 크고 복잡한 구조를 가지고 있으며 500가지 이상의 일을 한다. 간이 하는 일 중에 가장 중요한 부분이 해독이다. 간은 침묵의 장기라고 불릴 정도로 웬만해서는 반응하지 않는데 만약 증상이 나타났다면 이미 심각한 질병이 있을 수 있다고 의심할 수 있다.

동시에 간은 80%가 망가져도 회복될 수 있는 회복력이 강한 장기이기도 하다.

기본적으로 간은 알콜이나 약물, 음식물의 독소 등 인체에 유입된 독소를 해독하는 역할을 담당한다. 만약 간이 해독을 하지 못할 정도로 망가진 상태라면 술이나, 육류, 과도한 단백질은 인체에 치명적으로 해를 끼칠 수도 있다.

일반적인 적은 양의 식사일지라도 간이 망가져 있다면 문제를 일으키기도 한다. 간이 해독을 하지 못하고 있다는 것은 간이 무리가 되고 있다는 것이다.

간이 망가져서 해독을 하지 못하고 질병에 걸리기 전의 증상들

- ☑ 자주 피곤하고 피로감을 느낀다.
- ☑ 피부에 붉은 반점들이 생긴다.
- ☑ 소화가 잘 안된다. 특히 단백질과 지방의 소화가 잘 되지 않는다.
- ☑ 얼굴 색이 검게 바뀐다.
- ☑ 기미가 생긴다.
- ☑ 눈과 피부 그리고 심지어 소변이 노랗게 변하기도 한다.

- ✅ 가려움이 생기기도 한다.
- ✅ 짜증이 자주 난다.
- ✅ 해독이 잘 안되기 때문에 면역력이 약해진다.
- ✅ 술을 마신 후 숙취가 잘 안된다.
- ✅ 입냄새가 심하게 난다.
- ✅ 근육통이 자주 일어난다.

어떤 질병이든지 간이 먼저 회복이 되어야 한다. 아토피든 당뇨든 암이든 간이 회복되지 않고는 치유될 수 없다. 건강하려면 반드시 간이 건강해지는 라이프스타일을 가져야만 한다.

간 건강에 문제가 있는 사람들 중 대부분은 자신의 간은 건강할 것이라고 착각을 하고 있다. 일반적인 혈액 검사에서 간 수치가 정상으로 나올 경우 별다른 신경을 쓰지 않는다. 때때로 간이 좋지 않을 때 일어나는 증상들로 간의 기능이 약해진 것이 나타나기도 하며 혹은 다른 질병으로 나타나기도 한다.

간을 건강하게 하기 위해서 가장 먼저 선택해야 하는 것은 일찍 잠을 자는 것이다. 멜라토닌이 가장 많이 분비되는 초저녁 시간 즉 10시부터 7~8시간을 자는 것은 간을 건강하게 만드는 가장 기본적인 조건이다.

과로와 스트레스는 간 건강에 문제를 일으킨다. 충분한 쉼을 갖도록 하되 1주일에 적어도 하루는 충분한 쉼을 가져야 한다.

매일 규칙적인 운동은 간 기능을 향상시키는 데 큰 도움을 준다. 하루 1시간가량의 규칙적인 운동을 하되 무리하지 않는 운동은 간을 건강하게 만들 수 있다.

우유, 계란, 고기는 피해야 한다. 이 음식들을 소화시키는 데 간은 부담이 된다. 술, 담배, 인스턴트 식품들, 과식, 야식, 간식 등은 간을 빠르게 망가지게 하며 간이 좋지 않은 사람들에게는 치명적인 결과를 가져오게 만들 수도 있다. 과도한 약물 복용과 건강에 좋다고 생각했던 건강기능 식품의 섭취는 오히려 간을 망가지게 할 수도 있다.

간에 좋은 나물은 민들레, 미나리, 쑥, 질경이 등 봄에 나는 나물들이나 쓴 나물들이 좋으며 베리 종류들도 간 기능에 도움을 준다. 그 외에도 옻 추출물, 헛개나무 그리고 프로폴리스도 간 해독에 아주 좋다.

간 청소

- 준비물 : 올리브유 200ml, 100% 자몽착즙 200ml, 소금(혹은 관장기), 물
- 소요시간 : 당일 점심~다음 날 오전

간의 독소를 배출하고 담즙 분비를 통해 노폐물을 제거하는 방법이다. 간에 조금만 신경을 써 준다면 간은 빠르게 회복될 수 있다. 간 청소는 간을 빠르게 살릴 수 있는 방법 중 하나이다.

간 청소 방법

1. 간 청소를 하기 위해 당일 점심은 먹지 않도록 한다. 점심 식사 대신 사과 즙을 마시는 것도 좋다. 충분한 물을 섭취하고 오후 4~5시경 소금물을 마신다. 미네랄 소금인 경우 물 1L에 9g 정도 넣어서 섭취하면 좋다. 30분 안에 소금물 1L 이상을 마시는데 약간 적다고 느껴지면 추가로 500ml에 소금 약 4g을 넣어서 더 마신다. 그러면 설사를 하게 되는데, 혹시 설사가 안 나온다면 관장기를 통해 항문 관장을 하도록 한다.(장 청소는 장 청소 편 246페이지 참고)

   일반적으로는 소금물을 다 마시고 나면 1시간 내로 설사를 하게 된다. 변을 다 빼내는 과정을 통해 자신의 몸속에 독소들이 얼마나 있었는지를 알게 된다.

2. 냉압착 올리브유 100ml와 100% 자몽착즙 100ml를 준비한다. 각각 종이컵 반 정도의 양이다. 이 두 가지 용액을 희석해서 한 번에 마신다.

3. 혼합 용액을 마신 뒤 편하게 30분가량 누워 있도록 한다. 가능한 움직이지 않고 바르게 누워 있도록 하고 활동하지 않는 것이 좋다. 30분이 지나면 화장실은 다녀와도 된다. 이후에는 가능한 한 바로 잠을 자도록 한다.

4. 다음날 아침 일어나서 미지근한 물을 조금 마신 뒤 잠시 후 올리브유 100ml와 100% 자몽착즙 100ml를 혼합한 용액을 한 번 더 마시고 전날 30분 누워 있었던 것처럼 30분 동안 누워 있도록 한다.

5. 그리고 1~2시간 뒤 소금물을 전날 마셨던 것처럼 동일하게 마신다. 이 때 설사와 함께 동전 크기의 녹색 덩어리들이 나오게 된다. 혹시 나오지 않더라도 걱정할 필요는 없다.
   간 청소는 7일 후에 한 번 더 해 주면 좋다. 7일간 저녁 식사 대신 사과즙을 먹는 것도 좋다.

간 청소를 하고 나면 몸이 가볍고 컨디션이 좋아지며 간이 해독되는 것을 느낄 수 있다.

간 부위에 숯 패치를 붙여 주는 것도 아주 좋다. 간이 좋지 않은 경우 매일 붙이면 간이 빠르게 회복될 수 있다.

 폐(두 번째 해독 기관)

폐의 무게는 450g 정도이며 오른쪽 폐엽이 3개, 왼쪽 폐엽이 2개로 구성되어 있고 폐포의 넓이는 체표면적의 75배 정도로 테니스 코트의 절반 정도의 크기나 된다.

호흡을 담당하는 대표적인 기관으로 들숨과 날숨을 통해 공기 중 21%의 산소를 체외에서 얻고 체내의 이산화 탄소를 체외로 배출하는 역할을 한다. 위치는 가슴 안쪽에 있다.

폐는 인체의 독소를 체외로 배출시키는 아주 중요한 해독 기관인데, 인체 안에 들어온 산소는 질병에 저항하는 중요한 역할을 하기 때문에 특별히 폐를 건강하게 관리해야 한다.

 산소 결핍 현상이 5분 이상 지속되면 뇌사를, 8분 이상 지속되면 사망을 유발할 수 있다. 세포에 산소가 전달이 안되면 세포는 죽기 시작한다. 혹은 변형이 오거나 여러 심각한 문제가 발생할 수 있는데, 이렇게 되면 암, 당뇨, 치매, 염증성 질환 등이 발생할 수 있다.

 폐의 문제나 호흡하는 습관의 문제 혹은 식습관의 문제로 산소가 체내에 부족하게 되면 혈액은 산성으로 바뀐다. 또한 뇌기능을 상실하고 가슴이 답답하며 식곤증이 자주 일어나게 된다. 몸은 무기력증과 피로감을 느끼게 되고 혈액순환은 잘 안되며 면역력이 감소되어 감염성 질환에 잘 걸리게 된다.

 폐 기능이 약해지면 산소 부족으로 소화불량이 일어난다. 섭취한 열량을 소화시켜 에너지로 사용해야 하는데, 산소가 부족하면 포도당을 모두 에너지원으로 사용할 수 없게 된다. 야외에서 식사를 하면 소화가 잘 되는 이유가 바로 충분한 산소 덕분이다.

 오염된 도심의 공기는 매연 등으로 가득 차 있다. 음이온도 부족하고 산소 농도도 적은 곳에서의 활동은 폐를 망가지게 한다. 또한 환기가 잘 안 되는 장소나 유독성 물질이 분비되는 곳, 온도가 너무 높은 방에서 자는 것도 폐를 망가지게 할 수 있다.

흡연은 직접적으로 폐를 망가뜨리며 육식은 혈액을 불결하게 만들어서 혈액이 심장에서 폐로 순환을 하게 될 때 폐에 염증을 일으킬 수도 있다.

노폐물을 제거하려면 충분한 산소가 필요하다. 인체에 필요한 분당 공기의 양은 누워 있을 때 약 9L, 앉아 있을 때 약 18L, 걸을 때 27L, 달려갈 때 55L 정도이다. 움직이는 행동이 많을 때는 더 많은 산소를 필요로 하게 된다. 평상시 분당 16~20회가량 호흡을 한다면 움직일 때, 호흡이 빨라지는 이유는 충분한 산소를 공급하기 위함이다.

폐활량을 넓혀 주게 되면 폐는 더 강해지고 분당 호흡 중 산소 유입량을 늘어나게 한다. 숲길을 걷고 등산을 하게 되면 폐는 건강해진다. 충분한 운동으로 폐활량이 커지면 평상시 호흡량이 늘어 충분한 양의 산소를 얻을 수 있기 때문에 폐활량을 늘리는 데 노력을 하는 것도 중요하다.

반대로 갇힌 공간이나 활동을 잘 하지 않은 몸, 더운 공기로 가득한 방 안에서의 생활은 폐활량을 적어지게 한다. 폐가 충분한 산소 공급을 받지 못하면 간에도 문제가 생길 수 있다. 신선한 공기의 부족은 혈액 순환이 잘 안되고 혈색이 나빠지게 만든다.

사람은 일반적으로 두 가지 호흡을 한다. 가슴으로 하는 호흡과 복부로 하는 호흡이 있는데, 가슴으로 하는 호흡을 얕은 호흡, 복부로 하는 호흡을 깊은 호흡이라고 한다. 복부로 하는 호흡 즉 복식 호흡은 충분한 산소를 몸속으로 유입할 수 있다는 장점이 있다.

우리는 기본적으로 복식 호흡을 해야 한다. 아기들이나 유아들은 무의식 가운데 복식 호흡을 한다. 이것은 건강에 가장 기본적인 사항이다. 해독에 있어서 호흡은 중요한 부분을 차지한다. 특히 깨끗한 혈액은 호흡을 통해서 좌우되기도 한다.

우선 자신이 평상시 어떤 호흡을 하는지 알아야 한다. 호흡만 바꿔도 머리가 맑아지는 경험을 할 수 있다. 호흡은 산소를 인체 안으로 들어오게 하는 유일한 방법이기 때문에 바르게 호흡하는 것은 건강 유지와 회복에 매우 중요하다.

복식 호흡을 횡격막 호흡이라고도 한다. 이 호흡은 소화와 배설, 장 운동에 좋다. 배에 근육이 생기면서 대장의 기능을 강화시켜 열을 만들기도 한다. 복식 호흡을 할 때 횡격막의 상하 움직임이 많아지게 되면서 산소와 이산화탄소의 교차를 원활하게 해 주며 폐활량을 키워 주고 심장을 강하게 한다. 복식 호흡을 통해 부교감신경이 활성화되기 때문에 자율 신경 회복에 좋고 우울증, 불면증, 정신 질환뿐 아니라 자율 신경에 의해 손상된 인체의 수많은 곳에 회복이 일어나게 된다.

입이 아닌 코로 호흡을 하는 것도 중요하다. 숨은 최대한 깊이 들이마시고 천천히 내뱉어야 한다. 처음에는 의식적으로 하게 되지만 반복적으로 하다 보면 어느새 무의식 중에 복식 호흡을 하는 것을 깨닫게 될 것이다.

잠자는 장소는 환기가 잘 되는 곳이어야 한다. 잠자는 시간이 보통 7~8시간 정도 되는데, 그 시간 동안 너무 더운 공기를 마시면서 자게 되면 폐는 정상적인 기능을 할 수 없다. 온도를 조금씩 낮춰 가며 폐가 해독 작용을 잘 하는 환경을 만들어 주는 것이 바람직하다.

몸이 버텨 줄 수 있고 습관만 된다면 영상 10도의 온도에서 잘 수도 있는데 물론 쉽지 않지만, 그렇게 하면 더 건강해질 수 있다.

이렇게 '폐'라는 해독 기관을 통해 혈액은 깨끗해지고 몸속의 노폐물은 원활하게 해독이 될 수 있다.

신장(세 번째 해독 기관)

신장은 등 쪽에 두 개가 위치해 있다. 다른 말로 콩팥이라고 하는데 혈액 속에 있는 노폐물을 제거해 방광에 잠시 저장하였다가 소변을 통해 배출하는 역할을 한다. 신장은 무게가 140g 정도 된다. 네프론이라는 여과 작용을 하는 구성단위를 100만 개 이상 가지고 있다.

신장이 두 개라는 사실은 그만큼 신장이 중요하기 때문이라고 생각된다. 보통 신장 하나가 손상되면 다른 하나가 대신 일을 한다. 손상된 신장은 생각보다 쉽게 회복되지 않는다. 손상되기는 쉽지만 회복되기는 어려운 장기 중 하나이다.

신장 기능이 원활하지 않으면 생명에 문제가 일어나기도 한다. 신장은 신체의 체액과 전해질 균형을 유지하여 신체의 항상성을 유지한다.

　혈액 속 노폐물과 과도한 수분을 제거하며 인체에 필요한 영양소는 다시 흡수하고 노폐물은 소변으로 배출한다.
　특별히 단백질 대사 과정 중 생성되는 크레아티닌, 요소, 요산 등은 신장을 통해 제거되어 깨끗한 혈액을 유지할 수 있게 된다.

　신장은 수분과 나트륨, 칼륨, 칼슘 등 균형을 유지하고 과잉 수분과 전해질을 내보내며 혈액의 농도를 유지할 수 있고 이러한 과정으로 혈압 조절을 도울 수 있다.

　신장 기능에 문제가 생겼을 때 나타나는 증상 중 하나가 소변의 변화이다. 소변 색이 탁하거나 거품이 나거나 혈뇨, 혹은 야간뇨, 소변 보는 횟수가 증가하게 된다. 이때 혈압에 문제가 생기거나 부종이 생길 수 있고 호르몬 생성이 정상적으로 진행되지 않아 빈혈로 이어질 수 있다.
　무기력함과 피로, 피곤함, 소화의 문제, 목마름, 체중 변화가 일어나기도 하며 피부 가려움이 생길 수 있다.

　일반적으로 신장이 망가지거나 기능이 떨어지면 투석을 받는다. 이렇게 투석을 하게 되는 순간 삶의 질이 떨어지게 된다. 그래서 신장 질환이 악화되기 전에 신장 관리를 잘 해야 한다.

　신장이 해독을 잘 하려면 신장이 건강해야 하는데, 이를 위한 최선의 방법은 신장에 해로운 습관을 만들지 않는 것이다.

신장 건강에 최악의 습관은 바로 육식이다. 육식을 하면 단백질을 여과하는 프로그램에 문제가 생긴다. 인체에 단백질은 저장되지 않기 때문에 과하게 단백질을 섭취하게 되면 무조건 배출되어야만 한다. 단백질은 신장의 여과 장치를 거치게 되기 때문에 과한 단백질 섭취는 신장에 무리를 준다. 신장의 여과 기능은 수명이 있다. 보통 인체의 수명과 비례하지만 신장 수명이 먼저 짧아지게 되면 심각한 고생을 하게 되는 것이다.

자극적인 음식들, 양념들도 신장에 무리를 준다. 피부를 통해 들어온 향료나 색소, 여러 가지 화학 물질들도 신장 기능을 약화시키고 수분 부족이나 소금 부족, 그리고 운동 부족도 신장 기능을 약화시킬 수 있다.

먼저 신장을 건강하게 만들어야 한다. 육식을 끊고 현미밥을 꼭꼭 씹어 먹는 것부터 시작해야 한다.

신장의 해독을 위해 물은 가장 좋은 재료 중 하나이다. 물은 혈액의 주요 성분이다. 신장이 효과적으로 노폐물을 해독하기 위해서 충분한 물을 마셔야 하는데 이는 노폐물 배출과 전해질 균형 유지에 큰 영향을 미친다. 만약 탈수 현상이 지속되면 몸은 빠르게 망가질 수밖에 없다.

물은 일반적으로 체중 1kg당 30ml를 마시는 것이 좋은데 해독을 위해서는 좀 더 마서 주는 것이 좋다.

2~3L 가량의 물을 마시면 소변 색이 맑아지고 냄새도 사라지게 된다. 많은 연구 자료에서 충분한 수분이 신장 건강에 긍정적인 영향을 준다는 것이 밝혀졌다. 수분 양이 좀 많다고 느껴지면 미네랄 소금을 넣어 마시는 것이 좋다.

물은 충분히 마시되 식사 30분 전에 마서 준다. 이때 물의 온도는 체온과 비슷한 것이 가장 좋고 한번에 많은 양을 벌컥벌컥 마시기보다는 신장에 무리가 되지 않게 조금씩 자주 마서 주는 것이 좋다. 소금물도 역시 한 번에 많이 마시는 것보다는 조금씩 나눠서 마시는 것이 좋다.

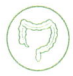 **대장(네 번째 해독 기관)**

우리가 먹은 모든 음식들의 찌꺼기는 대장이라는 종착점에서 해결하게 된다. 대장은 작은 창자인 소장보다 크지만 길이는 짧다. 길이는 대략 2미터가량 된다.

대장에서 수분은 흡수되고 남은 찌꺼기는 항문을 통해서 배출하게 되는데 이것을 대변이라고 부른다. 소장을 지나 맹장을 거쳐 상행결장, 횡행결장, 하행결장, 에스결장, 직장을 통해 변이 배설된다.

대장은 미생물이 많은 곳이고 면역이 만들어지는 곳이며 체온이 조절되는 곳 중 한 곳이기도 하다. 또 인체의 신경세포가 정말 많이 모여 있는 곳이기도 하다.

대장이 왜 해독 기관일까?

　우리가 먹은 음식물을 처리하는 곳이기 때문이다. 또 대장은 배설 본능 해결에 있어서 가장 큰 역할을 차지하고 있는 곳이기도 하다. 우리 몸은 대변을 통해서 노폐물이 처리되어야만 건강을 유지할 수 있다. 변비는 만병의 원인이 되고, 숙변은 인체 기능에 문제를 만들게 된다.

　적당량의 노폐물은 자연적으로 배출이 되지만 노폐물이 많아지고 처리하는 데 문제가 되는 식생활을 하게 되면 대장에서 여러 가지 이상 반응이 생기고 그것은 우리 몸의 여러 가지 증상으로 나타나게 된다.

　대장이 나빠지는 것은 인체에 맞지 않은 음식을 먹거나 과식, 간식, 그리고 배합의 문제에서 오는 경우가 많다.

　대장에 축적된 가스는 간으로 올라오고 다른 장기들까지 영향을 끼치게 된다. 동물성 단백질은 모두 해롭다. 인체의 장은 육식 동물에 비해 길이가 길기 때문에 소화에 부담이 되는 단백질이 장에 오랫동안 머물러 있게 되면 장내에서 부패가 일어나고 좋은 미생물이 줄어들게 된다.

　장에 해로운 음식들을 끊어야 장이 정상적인 해독을 할 수 있게 된다. 우유, 계란, 육류, 튀긴 음식, 인스턴트 식품, 아이스크림, 과자 등은 장에 유익하지 않은 식품이다.
　또한 과일과 채소를 함께 섭취할 경우 장내에 가스가 생기고 장의 온도를 떨어뜨리거나 유익균들의 개체 수를 적어지게 한다.

과식하거나 잘 씹어 먹지 않으면 장 기능에 문제를 일으키고 특별히 늦은 저녁 식사는 해독 기관인 장의 건강을 위협한다.

장에 해로운 습관을 정리하면서 반드시 해야 할 것이 있다. 물을 충분히 마시고 운동을 규칙적으로 하는 것이다. 이런 습관은 정상적인 장 기능 회복에 큰 도움이 된다. 또한 모든 곡식은 통곡물을 먹어야 하며 꼭꼭 씹어서 섭취해야 한다.

건강한 장을 만들기 위해서 반드시 해야 할 것이 있다. 바로 섬유질이 풍부한 식사를 하는 것이다. 채소와 과일 섭취도 중요하지만 가공하지 않은 통곡물은 섬유질이 풍부해서 매우 유익하다. 흰쌀 대신 현미, 흰밀 대신 통밀을 섭취해야 장이 건강해 질 수 있다. 또 나물류들은 섬유질이 아주 풍부해서 장에 매우 유익하다.
섬유질은 장에서 수세미 역할을 한다. 숙변이 쌓이는 것을 막아 주며 음식물의 부패를 막고 소화되는 시간을 조절해 주기도 한다.

변비가 있거나 장이 좋지 않은 경우 기본적으로 현미밥을 꼭꼭 씹어 먹는 식습관을 가져야 하며, 매일 아마씨를 먹게 되면 장 건강 회복에 큰 도움을 얻을 수 있다. 아마씨는 장내 유익균을 만들고 장내 독소를 해결하도록 도와주는 아주 좋은 식품이다.

장이 좋지 않을 때 장을 비우는 것보다 더 좋은 것은 없다. 때때로 하루에 한 끼 혹은 두 끼나 여러 날 동안의 금식을 통해 장을 비우게 되면 장은 신속하게 회복될 수 있다.

장이 지치게 되면 대사에 문제가 생기고, 혈액에 문제가 생기기 때문에 공복을 만들어 주는 것은 정말 현명한 방법이다.

유익균이 적어지면 변비에 걸릴 확률이 높아진다. 유익균을 늘리려면 곡식을 충분히 씹어 먹어야 한다. 또한 습기가 적은 음식을 섭취하는 것도 큰 도움이 된다.

설사가 생기는 이유는 장내 유해균이 많아졌기 때문일 수 있다. 설사는 장내 유익균이 줄고 유해균이 늘었을 때 인체 스스로 유해균을 내보내기 위한 작용 중 하나인데 설사를 하기 직전 우리 몸은 일부 유익균을 맹장에 보내 놓고, 장을 청소하기 위해 설사를 하게 된다.
설사를 하는 사람들은 설사 후 좋은 음식을 잘 섭취해서 유익균을 증가시키는 것이 좋다.

장내 가스, 독소가 많이 쌓인 경우 숯을 사용하는 것도 좋다. 숯은 장내 가스나 독소를 배출시킬 수 있다. 비록 적은 양을 섭취해도 독소를 흡착해서 변으로 보낼 수 있기 때문에 숯을 사용하는 것은 장 건강에 큰 도움이 된다.
약 2주 ~ 한 달간 숯을 먹게 되면 장이 건강해지는 것을 느낄 수 있다. 단, 숯을 먹을 때에는 수분 섭취를 충분히 해야 한다.

물을 많이 마시는 것도 장의 해독 기능을 활성화하는 데 도움을 준다. 장내 독소를 배출시키는 데에 물은 중요한 역할을 하는데 특히 소금물을 마시는 것은 장 건강에 정말 좋다.

 피부(다섯 번째 해독 기관)

피부는 약 200만 개나 되는 땀샘을 통해서 노폐물을 제거한다. 특별히 해독 기관 중 피부만 갖고 있는 특이한 점이 있는데, 바로 사람이 노력한 만큼 노폐물을 배출시킬 수 있는 직관적인 해독 기관이라는 것이다.

또, 땀샘은 체온 조절에도 기여한다.

피부 미용에는 많은 관심을 가지고 있는 사람들이 피부를 통해서 노폐물이 배출된다는 생각은 별로 하지 않는 듯하다.

피부는 체내에 축적된 노폐물(독소)들이 체외로 배출되는 데 정말 큰일을 한다. 가장 많은 배출은 땀을 통해서 이루어지는데, 운동, 찜질, 일광욕 등 땀을 흘리는 그 자체가 굉장히 쉽고 빠르고 정확한 해독 방식 중 하나이다.

간이나 신장이나 폐나 대장에서 다 해결하지 못했던 노폐물들을 피부에서 해결할 수 있는데 주로 약물로 인한 독, 음식물을 통해서 만들어진 독, 좋지 않은 공기를 통해서 축적된 독, 몸에 바르는 화장품들을 통해서 흡수된 독들이 해결된다.

약 200만 개의 땀샘이 원활하게 작동하면 노폐물이 제거될 수밖에 없다. 그래서 유산소 운동을 통해서 땀샘을 열어 주는 것이 아주 좋다. 땀샘이 정상적으로 작동하면 체온이 과도하게 상승하는 것을 막을 수도 있다.

평상시 운동 부족으로 땀샘이 막힌 분들이 있다. 그런 분들은 입욕이나 반신욕으로 땀샘을 열어 주는 것이 좋다. 건강한 땀샘을 가지고 있는 사람들은 그렇지 않은 사람들에 비해 혈액 순환이 잘되고 체온 조절이 잘 되며 면역력이 더 좋다.

땀을 흘리기 위해 빨리 걷기, 달리기, 등산, 자전거 타기, 수영 등의 유산소 운동이 매우 좋고 또한 찜질이나 목욕, 일광욕, 족욕 등을 통해서도 땀을 배출할 수 있다. 이때 반드시 숙지해야 할 사항은 충분한 수분 섭취를 해야 한다는 것이다.

땀은 흘리는데 수분 섭취가 부족하면 소변 색은 노래지고 심한 냄새가 날 수 있다. 그것은 우리 몸이 독소 배출을 원활히 못 시키고 인체 내에 독소가 쌓이고 있다는 증거이다. 충분한 물을 마시되 더불어 충분한 염분 섭취도 해야 한다.

땀샘은 크게 두 가지가 있는데 아포크린 땀샘과 에크린 땀샘이 있다. 특히 아포크린 땀샘에서 냄새가 나는 분들은 충분한 수분 섭취가 필수이다. 그러면 혈액이 깨끗해지고 세균이 적어지고 노폐물이 줄어들게 되어 냄새도 적어지게 된다.

   피부를 통해 해독을 하려면 기본적으로 알아야 할 것이 있다. 좋지 않은 음식 섭취의 결과로 독소가 쌓이고 피부를 통해 증상이 발현된다는 것이다.
   나쁜 음식을 먹거나 혹은 음식이 장내에서 문제를 일으켜 알러지 혹은 산성 혈액을 만들게 되면 피부에 여러 가지 문제가 일어나기도 한다. 가려움증이라든지 혹은 피부 트러블 등이 발생하게 되는데 이때 피부는 그 독소를 해독하고자 노력하게 된다.

   건강한 음식을 섭취하는 것은 피부의 해독 능력의 중요한 부분 중 하나이다. 혈액을 산성화시키는 음식들을 섭취하게 되면 인체는 그 독소를 해독하기 위해 일을 하게 된다.

   눈에 보이지 않는 장기의 문제는 우리가 쉽게 알아차릴 수 없지만 다행히 피부라는 해독 기관은 문제가 발생하면 바로 드러나게 되어 빠르게 해결하기 위해 노력을 할 수 있다.

   운동을 하면 가끔 땀이 살짝 나면서 몸이 가렵거나 머리가 가려울 때가 있다. 이것도 피부의 해독 기능에서 일어나는 현상이다.
   또 항암을 했던 암 환우들의 경우 땀을 흘릴 때 종종 약물 냄새가 나는 것을 느낄 수 있다. 이것은 피부를 통한 해독 과정이 일어나는 증상이라고 볼 수 있다.

자극적인 식사를 많이 했거나, 장류 즉 발효 식품을 많이 섭취한 분들, 그리고 식초를 자주 섭취한 분들, 마늘을 즐겨 드신 분들에게서도 특유의 냄새가 있다. 또 육식을 하는 사람들에게서도 육식을 하지 않는 사람들이 맡을 수 있는 냄새가 있는데, 이것은 피부를 통해서 독소가 배출되는 것이라고 볼 수 있다.

이렇게 피부를 통한 해독은 우리가 생각하는 것보다 더 다양하고 광범위하다.

특별히 주의해야 할 것은 몸에 뿌리는 향수, 피부에 직접적으로 바르는 선크림, 화장품, 세안을 위해 사용되는 비누, 샴푸 등은 천연 제품을 사용해야만 한다는 것이다. 왜냐하면 피부에 직접 사용하는 것은 피부를 통해 혈액에 흡수되어 신장이나 간으로 들어가게 되기 때문이다. 심지어 소변에서 화장품 냄새가 나는 경우, 자궁이나 난소 등 생식기에서 그 독소들이 검출되었다는 사례들이 많이 있다. 그래서 피부에 직접 접촉하는 모든 것은 몸에 좋은 성분의 제품을 사용하는 것이 매우 중요하다.

물을 많이 마시는 것은 피부의 해독 능력에 큰 도움을 준다. 운동은 무리가 되지는 않는 범위에서 땀이 약간 나는 정도로 하는 것이 좋고, 땀을 흘릴 정도의 체력이 안되는 분들은 일광욕이나 찜질, 족욕, 반신욕 등을 통해서 땀을 흘림으로 해독을 할 수 있다.

마사지는 피부 해독 작용에 아주 좋다. 뭉친 혈을 풀어 주고 피부가 활동할 수 있도록 도움을 준다. 이때 알맞은 허브를 사용하는 것은 더욱 효과적으로 피부가 해독을 할 수 있도록 도움이 된다.

또한 어싱은 해독에 정말 좋다. 꾸준히 맨발로 땅을 걷게 되면 회복이 빠르게 일어난다. 나쁜 콜레스테롤 수치를 떨어뜨리고 중성지방 수치를 떨어뜨리며 스트레스 지수를 낮출 수 있게 된다.

땅은 음전하를 띠고 있는데 맨발로 땅을 밟게 되면 체내로 전자가 유입되면서 몸속 전하를 중화시켜 전기적 균형이 조절되어 안정화되고 다양한 건강상 효능을 얻게 된다. 인체에 쌓인 정전기도 해소된다. 이는 염증을 감소시키고 면역력을 높여 준다. 또 정신 건강과 두뇌 건강에도 큰 도움이 된다.

기분을 개선시키고 우울감, 불안감을 완화하며 두통 완화에 큰 도움이 되는데 결론적으로 피부의 해독 작용을 통해서 더 나은 건강을 얻을 수 있게 되는 것이다.

오늘 해결하지 않은 독은,
내일 병이 될 수 있다

건강 관리에 있어서 절대 미루지 말아야 하는 것 중의 하나가 해독이다. 건강에 있어서 가장 중요한 해독! 지금 당장 실천해야 한다. 우리가 겪고 있는 모든 질병은 원인이 있다. 원인을 해결하지 않으면 절대로 질병에서 자유로울 수가 없다.

건강하기 위해 우리는 많은 돈과 시간을 들이며 살아왔다. 그나마 건강을 생각한다고 하는 사람들은 주로 영양제 섭취를 통해 건강을 지키고자 한다. 다양한 기능성 식품이나 영양제들은 광고와 주변의 추천으로 먹게 되는 경우가 많다. 그러나 이것은 결코 건강을 관리하는 것이 아니다. 쉽고 편한 것을 추구하는 것일 뿐 오히려 기대한 것과는 다르게 건강을 지켜내지 못한다.

건강기능 식품의 시장 규모는 우리가 생각하는 것보다 훨씬 크다. 그것들을 통해 이윤을 보는 회사들, 그것들을 먹으면 건강해질 것이라고 착각하는 사람들 모두 잘못된 길을 걷고 있는 것이다.

건강은 우리가 생각하는 것보다 훨씬 단순한 방식을 통해서 유지되거나 회복될 수 있으며 그것은 어떤 인위적인 것들을 통해서가 아니라 단순한 라이프스타일을 통해서 만들어지는 것이다.

건강을 유지하기 위해서는 질병의 원인을 제거하는 것이 건강에 좋다고 하는 것을 찾아 섭취하는 것보다 훨씬 빠르고 완벽한 방법이다.

예를 들어 간이 나쁜 사람이 간에 좋은 약초를 먹는 것보다 더 빠르게 회복하는 방법은 간에 좋지 않은 것들을 끊는 것이다. 알코올로 인해 간이 망가진 사람이 계속해서 알코올을 섭취하면서 간에 좋은 약초를 먹는다면 과연 회복이 될까? 절대 그렇지 않다.

오늘부터 우리는 우리가 할 수 있는 해독 방법을 찾아야 한다.

디톡스를 하기 전 먼저 해야 할 것은 매일의 식생활을 어떻게 할 것이며 어떤 방식으로 해독이 될 수 있는지에 대해서 아는 것이다.

수면을 통한 해독

수면을 통해서 우리 몸은 충전이 되고 그로 인해 노폐물이 해결된다. 잠만 잘 자도 질병에 걸릴 확률을 확 떨어뜨릴 수 있다. 만일 당신에게 질병이 있다면 몸의 회복을 위해 초저녁에 잠을 자야만 한다. 왜냐하면 초저녁 잠을 통해 간이 충분한 회복을 얻어야 정상적인 기능을 할 수 있기 때문이다. 어떤 질병도 수면에 문제가 있다면 회복이 일어날 수 없다는 것을 알아야 한다.

물을 통한 해독

물을 충분히 마시면 장과 신장 그리고 피부에 직접적인 해독 능력을 증가시킬 수 있다. 좋은 물을 충분히 마시는 것, 이것은 최고의 해독이라고 볼 수 있다.

미지근한 물을 자주 그리고 충분하게 마셔야 한다. 하루에 섭취해야 할 물의 양은 체중 1kg당 약 30ml이다.

> **하루에 필요한 수분 양(ml) = 체중(kg) X 30ml**

예를 들어 체중이 50kg이라고 한다면,

50kg × 30ml = 1,500ml. 즉, 1,500ml, 1.5L 이상의 물을 마셔 줘야 한다는 것이다.

그러나 만약 질병이 있다면 10% 이상을 더 마셔 주면 좋고, 감기나 급성 염증이 있다면 20~30% 더 마셔 주면 좋다. 그리고 물 섭취량이 늘어날수록 미네랄 소금을 같이 먹어 주는 것이 좋다.

햇빛을 통한 해독

햇빛을 통해 우리 몸은 해독 작용이 강하게 일어난다. 일광욕은 비타민D 흡수뿐 아니라 인체에 해로운 균들을 억제하는 데 도움이 된다. 그리고 동시에 백혈구의 활동을 강화시킨다. 하루에 단 15분의 일광욕만으로도 몸에는 놀라운 해독이 일어날 수 있다.

공기를 통한 해독

좋은 공기를 마시는 것은 가장 좋은 해독 중 하나이다. 공기 중에 약 21% 가량 포함되어 있는 산소는 인체 내 염증을 제거하고 혈액을 맑게 해서 순환이 잘 될 수 있는 조건을 만들어 준다. 산소 작용은 인체의 노폐물을 처리하는 데 정말 중요하며 음이온은 공기 중 마이너스 전기로서 몸에 활력을 줄 뿐만 아니라 인체의 재생 효과에도 도움을 준다.

또 복식 호흡을 통해서 산소가 체내에 들어오면 아주 짧은 시간에도 혈액이 깨끗하게 변화될 수 있다.

음식을 통한 해독

당신이 먹는 음식은 노폐물이 인체에 쌓이는 데 가장 큰 역할을 한다. 질병의 가장 큰 원인은 먹거리에서 오며 질병을 가장 빨리 해결하는 방법 또한 먹거리를 바꾸는 것이다.

해로운 음식들을 모두 끊어야 한다. 만약 당신이 인체에 좋지 않은 음식들 - 육류, 어패류, 자극적인 식품들, 가공 식품, 튀긴 음식, 술, 담배, 커피, 액상 과당이나 시럽이 들어간 단 음료들, 일반 과자류 등 - 을 오늘 끊는다면 내일은 놀랍게 몸이 좋아지고 있다는 것을 느낄 수 있을 것이다.

오늘 섭취한 해로운 음식의 영향은 다음 날 바로 나타난다. 증상이 있고 없고의 차이일 뿐, 몸속에서 일어나는 현상은 매우 분명하다. 그러나 많은 사람들은 그 원인을 모르기 때문에 병원에 몸을 맡기고 음식은 바꾸지 않은 채 약물을 섭취하게 되는 것이다.

건강에 대한 정확한 이해가 생기고 그것을 지키겠다는 결심을 하게 되면 우리 몸은 반응하게 되며 그로 인해 건강해질 수 있다. 해로운 음식을 끊고 몸에 좋은 음식들을 섭취하자. 그러면 우리는 먹으면서도 해독이 되는 경험을 할 수 있을 것이다.

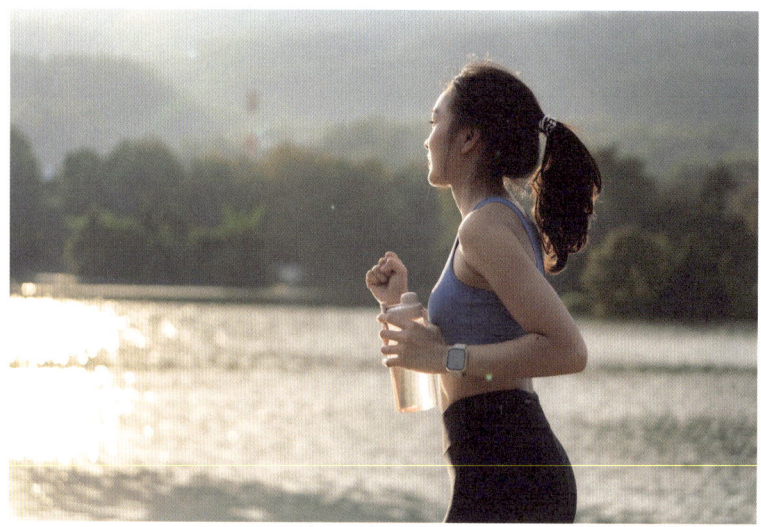

혈액의 오염은
심각한 질병을 만든다

　질병이 생기기 전에 인체에서 일어나는 증상 중 하나가 혈액의 오염이다. 현미경으로 혈액을 400배 확대해서 보면 일반적으로 깨끗한 혈액을 소유한 사람이 많지 않다. 잘못된 식생활이 그 근본적인 원인이라고 할 수 있다.

　아무리 젊고 건강하다 해도 혈액이 더럽다면 질병에 걸릴 확률이 굉장히 높아진다. 건강하지 못한 사람은 모두 불결한 혈액을 소유하고 있다.

　좋은 건강을 유지하고 싶다면 오염된 혈액을 만들지 말아야 한다. 우리가 먹는 모든 음식은 피가 되고 살이 된다. 혈액은 식생활과 굉장히 관련이 깊다.

　유전적 결함을 가지고 태어났다 하더라도 혈액의 질을 바꿀 수 있다. 나쁜 음식의 섭취는 혈액을 불결하게 하며 그 결과 암이나 당뇨, 기타 질병들에 걸리게 된다. 마찬가지로 좋은 음식을 섭취하는 것은 질병을 회복하고 건강을 유지할 수 있는 비결이 된다.

구체적으로 혈액이 불결해지는 이유를 알아보자!

오염된 공기는 혈액의 질을 나쁘게 한다. 자동차 매연, 공장의 매연, 환기가 안 되는 방이나 사무실 등은 혈액의 질을 나쁘게 만든다. 짧은 시간이라 해도 혈액은 빠르게 응고되거나 불결해질 수 있다.
또한 체내 수분이 부족하게 되면 인체의 각 기관이 정상적인 작동을 하지 못하게 되어 노폐물 처리가 심각할 정도로 이루어지지 않게 된다. 인체에 흡수된 물은 빠른 속도로 혈액을 정화시키는 데에 큰 역할을 하게 된다. 그런데 매일 마시는 물이 부족하다면, 우리는 더러운 혈액을 갖게 될 수밖에 없다.

우리 몸은 음식을 먹고 소화되어서 에너지가 만들어지도록 설계되어 있으며 소화되지 못한 모든 음식물들은 인체 내 독소로 저장된다. 이것은 음식물의 잘못된 소화가 질병의 주원인이 될 수 있다는 뜻이다. 먹은 음식이 아무리 유기농으로 재배된 채식이라 하더라도 그것이 정상적인 소화가 이루어지지 않게 되면 혈액을 불결하게 만들 수 있다. 그래서 운동이 필요하다.
생명과 건강의 가장 기본적인 요소인 혈액은 깨끗한 상태를 유지해야만 하고 이를 위해서 반드시 운동을 해야 한다. 운동은 혈액을 순환시킬 뿐만 아니라 혈액을 건강하고 깨끗하게 만드는 가장 좋은 방법 중 하나이다.

우리가 먹은 음식을 통해서 조혈기관에서 혈액을 만든다. 근데 문제는 좋은 혈액과 나쁜 혈액이 있다는 것이다. 일반적으로 내 혈액이 깨끗한지, 그렇지 않은지에 대해서 별로 신경 쓰지 않는다. 건강에 문제가 생겼을 때, 그제서야 혈액이 불결한 것이 얼마나 우리에게 문제가 되었는지를 알게 된다.

당연한 것이지만 좋은 음식은 좋은 혈액을, 나쁜 음식은 나쁜 혈액을 생성하게 되며, 아무리 좋은 음식이라 할지라도 과하게 먹거나 배합에 문제가 생기면 혈액은 더러워질 수밖에 없다. 식사 후 단 음식들을 먹는 것도 혈액을 불결하게 만들 수 있다.

혈액을 불결하게 만드는 대표적인 음식은 바로 육류이다.
화학조미료나 인공감미료, 색소, 방부제나 유화제 등 식품 첨가물들이 첨가된 식품들은 혈액에 문제를 일으키고 산성 식품들은 몸에 염증까지 만들게 된다.

다시 강조하자면 오염된 혈액, 즉 불결한 혈액은 질병을 만든다. 혈액이 더럽게 되면 혈전이 생기고 순환에 심각한 문제를 일으킬 수 있다. 그리고 인체의 약한 곳에 정착되거나 노폐물이 축적되어 그로 인해 기능상실과 염증 반응을 일으켜서 질병이 만들어지게 되는 것이다.

병균보다 더 심각한 문제는 노폐물!

질병에 걸렸을 때 약물을 사용하는 것은 보편화된 방법이다. 그런데 만약 질병의 원인을 알게 된다면 약물을 사용하는 것보다 다른 선택을 먼저 하게 될 것이다.

약물의 사용은 질병의 원인이 병균에 있다고 믿는 결과이다.

그러나 사실 질병의 가장 큰 원인은 인체 안에 쌓인 노폐물이다.

잘못된 식생활은 결국 육체의 쇠약, 질병의 기초를 만들게 된다. 잘못된 식습관을 통해 우리 몸은 수많은 증상을 표현하지만 그 모든 것들을 무시하게 되면 문제가 발생하게 되는데 우리가 알아야 할 것은 질병과 노폐물의 관계에 대한 바른 이해이다.

만일 식사 후 기름지고 단 음식들을 먹었다고 가정해 보자. 그러면 위장 안에서 여러 음식물들이 섞이면서 부패가 일어나게 된다. 만일 위장 안에서 부패가 시작되면 혈액이 더러워지게 될 것이다. 그렇게 만들어진 더러운 혈액은 혈관을 타고 인체를 돌아다니게 되며 인체의 가장 약한 곳에 정착하게 되어 그곳에 질병을 만들게 된다.

질병으로 인한 증상, 혹은 병균에 초점을 둔 치료는 공격적인 치료라고 볼 수 있는데, 그것은 원인보다는 결과 즉 증상만 해결하는 방법이기에 원인을 제거하지 않으면 결국 같은 상황이 다시 반복될 것이다.

그렇다면 정말 질병의 원인은 병균일까?
아니면 노폐물일까?

아무리 병을 일으키는 병균들이 많다 하더라도 그것이 배양될 수 있는 배양체가 없다면 질병은 생기지 않는다. 쓰레기통에 음식물이 많이 있다고 가정해 보자. 쓰레기통의 음식물은 시간이 지나면서 썩게 되고 벌레들이 생기게 된다. 근데 만약에 약물을 사용하게 되면 벌레들이 죽을 수는 있지만 얼마 가지 않아 그곳에 다시 벌레들이 생기게 될 것이다.

여기에서 가장 확실한 답은 쓰레기를 없애는 것이다. 이것은 벌레가 살 수 없는 환경을 만드는 것이다. 그러면 모든 것이 해결된다. 이것이 바로 디톡스가 필요한 이유이고 질병을 치유하는 원리인 것이다.

지금 우리에게 가장 필요한 것은 노폐물이 쌓이지 않게 하는 방법, 그리고 노폐물을 해결하는 방법을 아는 것이다. 우리 인체에는 외부의 균이나 이물질로부터 자신을 보호하기 위한 항체가 있다. 면역은 항상 외부의 침입자들로부터 경계를 하며 싸울 준비를 하고 있다.

우리가 직면한 독소들은 무엇일까?
오염된 공기, 깨끗하지 않은 물, 자주 마시는 음료수나 커피, 술, 담배,

가공 식품, 화학 성분이 많은 각종 화장품과 샴푸, 치약, 비누, 플라스틱, 자동차의 히터, 에어컨 등 다양한 형태의 독소들이 우리를 늘 공격하고 있다. 물론 우리가 이 모든 것을 완전히 배제하고 살 수는 없으나 최대한 줄이도록 노력해야 한다.

질병이 있을 때 원인을 찾아서 해결하는 것은 가장 현명한 방법이다. 노폐물로 인해 더러워진 혈액을 깨끗하게 한다면 자연스럽게 치유의 경험을 하게 될 것이다. 식생활에 변화가 일어난다면 우리 몸은 즉시 바뀌기 시작하기 때문에 짧은 시간에도 몸이 회복될 수 있다.

간에 염증이 있든, 위에 염증이 있든, 관절에 염증이 있든 답은 간단하다. 그 원인이 되는 노폐물을 제거하는 것이다. 그래서 디톡스를 하는 것은 염증 해결에 가장 바람직한 방법이다.

앞으로 나의 몸은 내가 지킨다는 강한 의지가 있어야 한다. 그리고 병의 이름, 검사 수치보다 지금 현재 나타나는 증상이 더 중요할 수 있다는 것을 알아야 한다. 그러면 해결책을 찾을 수 있다.

우리 몸은 질병이 생기기 전 계속해서 신호를 보낸다. 컨디션의 좋고 나쁨, 수면의 문제, 소화의 문제, 두통 등 통증이 있다든지, 자주 체한다든지, 속이 메스껍다든지, 몸에 붉은 반점이 많이 생긴다든지, 상처가 잘 안 낫는다든지, 짜증이 자주 난다든지, 우울감이 있다든지 여러 신호를 보낸다. 일반적으로 이전에 없었던 이런 증상들이 반복되어 나타나면 병원에 간다.

 그러나 병원에서 혈액 검사나 CT, MRI, 초음파 등의 각종 검사를 해도 아무 문제가 나타나지 않게 되면 증상만 약물로 처리하고 넘어가는 경우가 굉장히 많다.

 증상이 있을 때 약물을 먹는 것! 지금까지는 이것을 최고의 해결책으로 생각해 왔을지 모른다. 그러나 모든 증상에는 원인이 있다. 그렇기 때문에 그것을 그냥 놔두고 당장 드러나는 증상만 해결하고 넘어가면 결국 다시 문제가 일어날 수밖에 없다.
 또한 우리 몸은 많이 망가져도 혈액 내 수치를 안정화시킬 수도 있다. 심지어 암이 있어도 혈액 수치상 정상으로 나올 때가 아주 많다. 이것은 몸이 항상성을 유지하기 위해 일을 하기 때문이다.

 우리가 해야 할 것은 지금 당장 노폐물을 해결하는 것이다. 이것이 질병에 걸리기 전 예방하는 유일한 방법이며 질병에 걸렸을 때 해결할 수 있는 최고의 방법이다.

혈액을 깨끗하게 만드는 것은 간단하다!

좋은 건강을 소유하려면 반드시 좋은 혈액을 가지고 있어야 한다. 혈액의 상태는 곧 건강의 상태라고 할 수도 있는데 결국 건강에 있어서 가장 중요한 것은 혈액이 깨끗해야 하는 것이다. 혈액이 깨끗하면 질병에 걸리지 않을 수 있고 혹 질병에 걸렸다 해도 회복이 빠르게 될 수 있다.

혈액 현미경을 통해 혈액을 관찰해 보면 혈전을 볼 수 있다. 혈전이 많거나 혈액 속 콜레스테롤이 많은 경우 혈액 순환에 문제가 발생하면서 세포에 필요한 산소와 영양 공급에 차질이 생기게 되고 노폐물 제거에 문제가 생기게 된다.

이때 디톡스를 3~7일 하게 되면 기적같이 혈액이 깨끗해진다. 혈액 변화를 위해 별다른 것을 하지 않아도 깨끗해진다.
단지 해로운 음식물을 금하고 물을 많이 마시는 것만으로도 혈액에 놀라운 변화가 일어나는 것을 관찰할 수 있는데, 사실 이것은 너무나 당연한 결과이다.

인체에 쌓인 노폐물 제거를 통해 혈액을 깨끗하게 만드는 것은 생각보다 쉬운 일이다.

- ☑ 저녁 한 끼를 한 달간 먹지 않는다.
- ☑ 하루에 물을 1.5~2L가량 마신다.
- ☑ 바닷가 모래사장이나 황토길, 흙에서 맨발 걷기를 한다.
- ☑ 땀을 배출시킬 수 있는 운동을 한다.
- ☑ 복식 호흡을 한다.
- ☑ 좋은 산소를 충분히 마신다.
- ☑ 육식, 인스턴트 식품, 술, 담배, 자극적인 식사를 피한다.
- ☑ 좋은 소금을 먹는다.
- ☑ 장 청소를 한다.
- ☑ 수치료를 한다.
  (물을 이용한 치료 - 족욕, 반신욕, 냉수마찰, 온냉교차 등)
- ☑ 현미밥을 꼭꼭 씹어 먹는다.

이 중 몇 가지만 실천해도 짧은 시간 내에 혈액이 바뀌는 것을 경험할 수 있다.

나음 힐링센터에서는 "힐링 디톡스 라이프"라는 프로그램을 통해 대부분의 참가자들이 건강한 생활습관을 경험하고, 자신의 변화된 혈액을 직접 관찰한다.

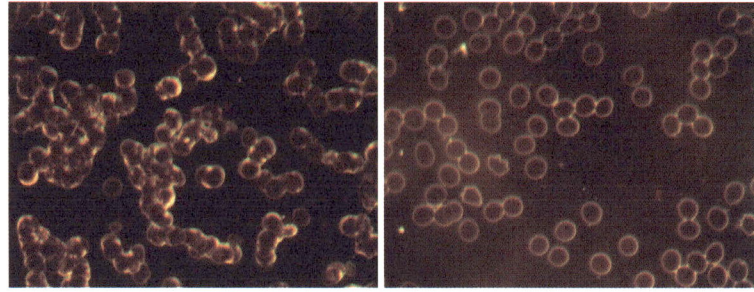
김○○ 혈액 관찰 및 비교

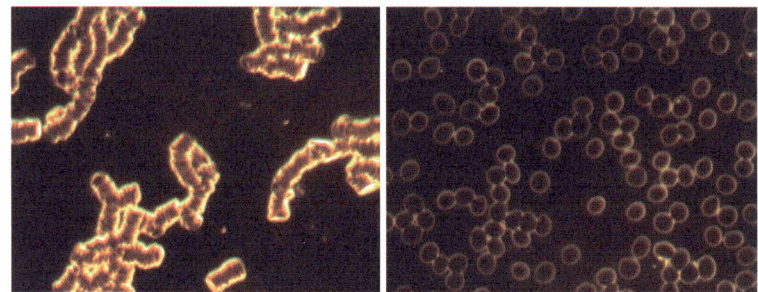
김○○ 혈액 관찰 및 비교

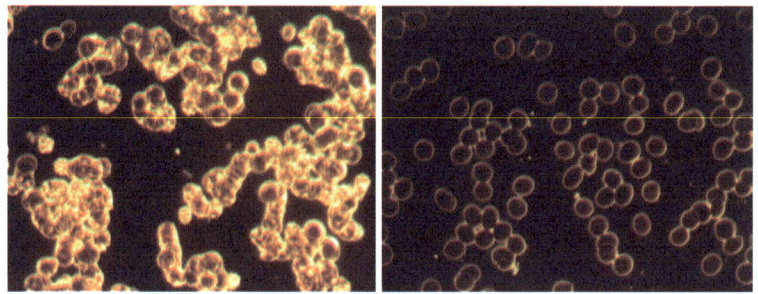
정○○ 혈액 관찰 및 비교

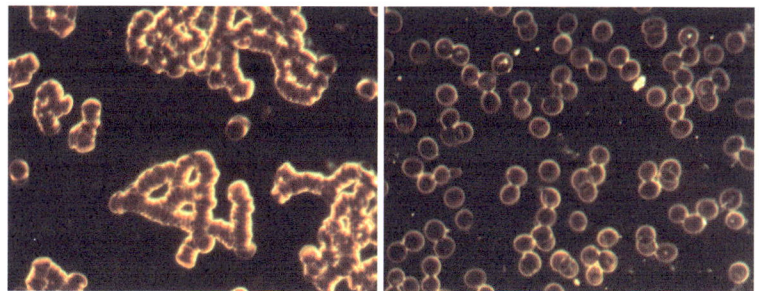

김○○ 혈액 관찰 및 비교

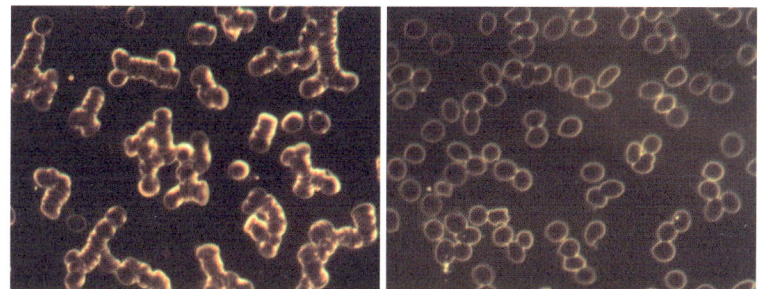

선○○ 혈액 관찰 및 비교

DETOX
LIFE

MISSION 2

미션 2

기본적인 해독 방법

몸에 좋은 것을 찾는 것보다
먼저 해야 할 것은 해로운 것을 끊는 것이다.

MISSION 2

해로운 것 하나만 끊어도
몸이 바뀐다

세상에는 수많은 요법들이 있다. 저마다 자신의 요법이 최고라고 주장한다. 해독 요법 중에는 단식 요법, 녹즙 요법, 레몬 요법, 찜질 요법, 영양제 요법 등 다양하게 많이 있다. 실제로 각각의 요법들이 건강에 도움이 되는 것처럼 느껴질 때가 있다. 그런데 원리를 알게 되면 가장 중요한 것은 "해독"이었음을 알 수 있다.

간이 좋지 않은 한 분이 계셨다. 본인은 정작 모르고 있다가 가벼운 사고를 통해서 검사 중에 간이 좋지 않다는 것을 발견하게 되었다. 원래는 애주가였는데 그 이후 술을 완전히 끊고 도시락을 싸 가지고 다니면서 식사를 하셨다. 한 달쯤 지나 병원에 가서 다시 간 검사를 했는데, 간이 정상으로 회복되었다.

이분은 간에 좋은 것을 먹거나 어떤 요법을 하지 않았다. 단지 술을 끊은 것뿐이었다. 만일 이분이 간에 좋은 무엇인가를 찾아서 드셨다면 그것이 몸을 좋아지게 했다고 착각할 수 있었을 것이다. 예를 들어 헛개나무 열매를 먹었다면 그것이 간에 큰 도움이 되었다고 생각했을지도 모른다. 그러나 이분은 단지 술만 끊었기에 간이 회복된 이유를 분명히 알 수 있었다.

우리 몸은 좋은 것을 섭취하는 것도 물론 좋지만 그보다 더 중요한 것은 좋지 않은 것을 섭취하지 않는 것이다. 몸에 좋지 않은 것을 섭취하지 않으면 우리 몸은 건강해질 수밖에 없다.

건강한 삶을 위해 가장 중요한 것은 바로 해로운 음식물을 섭취하지 않는 것이다. 그래서 우리는 반드시 무엇이 몸에 좋은 음식인지, 무엇이 몸에 해로운 음식인지를 알아야 한다.

진정한 디톡스는 몸에 해로운 음식을 먹지 않는 것이다. 디톡스를 위해 모든 음식을 끊는 것은 몸을 회복시키는 가장 빠르고 확실한 방법인데 금식 디톡스를 하고 나서 우리는 인체에 해로운 음식들을 먹지 않는 것을 원칙으로 해야 한다.

가공 식품들, 인스턴트 식품, 패스트푸드, 자극적인 음식들, 육류, 어패류, 우유, 계란 등의 음식들은 인체에 부담을 주게 된다. 이러한 음식들은 체내 독소를 유입시키고 자주 먹을 경우 염증이 많아지고 몸은 산성화되기 시작한다.

이러한 음식을 계속 먹으면 소화관이 망가지기 시작한다. 그리고 소화관에 염증이 생기고 기능 장애가 일어나게 된다. 이어서 간과 신장에 부담을 주게 되며 췌장은 효소의 부족으로 지치게 된다. 또한 위장의 문제가 뇌기능의 문제로 이어지면서 뇌에 관련된 질환도 얻게 될 수 있다. 소화되지 못한 단백질과 그 외의 물질들은 독소가 되어 피부 질환을 일으키기도 한다.

특별한 치료법이 아니어도 해로운 음식만 끊으면 질병의 70%는 해결될 수 있다. 해로운 음식에 중독되어 습관적으로 섭취하고 있다면 그것을 끊는 것은 힘들 수 있다.

디톡스는 일시적으로 끝나는 것이 아니다.
지속적인 것이다.
일시적으로 며칠 동안 금식한다고 해서 모든 상황이 바뀌는 것은 아니다. 금식하는 것은 좋은 음식을 잘 받아들이고, 해로운 음식에 대한 부절제로부터 변화되기 위한 것이다.

디톡스를 통해 식욕이 바뀌고 생각이 바뀐다. 그렇게 되면 입맛이 바뀌게 되어 전에는 맛이 없게 느껴졌던 건강에 좋은 음식들을 맛있게 먹을 수 있게 된다.

당신이 즐겨 먹었던 건강에 나쁜 음식들을 오늘부터 당장 끊어 보도록 하자!

매일 30분만 운동하자!

피부로 배출되는 노폐물은 우리가 생각하는 것보다 훨씬 더 많다. 운동은 몸속에 있는 노폐물을 피부를 통해 배출되도록 한다. 운동할 때 혈액은 깨끗해지고 건강해져서 질병과 싸울 수 있는 힘을 갖게 된다. 또한 면역력도 상승하게 된다. 인체는 운동을 통해 질병에서 자유롭게 될 수 있다. 땀을 흘리는 과정을 통해 노폐물이 제거되기 때문이다.

운동할 때 호흡을 통해 들어온 산소는 혈액을 깨끗하게 만드는 데 가장 중요한 역할을 한다. 좋은 음식을 먹고 아무리 좋은 혈액을 갖고 있다 하더라도 그것이 잘 순환되지 않으면 건강할 수 없다. 혈액 순환을 위해서 운동은 필수적이다.

혈액 순환을 통해서 몸속의 노폐물이 제거되어야만 질병에서 자유롭게 될 수 있다. 습관적으로 운동을 하게 되면 건강은 점점 좋아질 것이다.

습관적으로 꼭 해야 하는 운동이 있는데, 그것은 바로 걷기 운동이다. 걷기 운동은 가장 단순하면서도 가장 큰 유익을 얻을 수 있는 운동이다.

체력을 과도하게 사용하지 않고 호흡을 충분히 요하는 운동들이 있다. 걷기, 수영, 자전거 타기, 등산 등의 운동들은 그런 의미에서 정말 유익하다. 중요한 것은 짧은 시간 동안 운동을 하더라도 약간의 땀을 흘리는 운동이 좋은데 이때 무리하지 않도록 주의하는 것이다.

매일 30분씩 운동을 하면 혈액은 더 건강해져서 질병에 저항할 수 있는 힘, 즉 면역력이 강해진다. 이 말은 암이나 기타 질병으로부터 몸을 보호할 수 있다는 말이다.

땀을 흘릴 정도로 운동을 하게 되면 피부를 통해서 독소가 배출된다. 운동을 함으로 인해서 인체 내의 독소는 더 많이 배출되고 산소는 인체 안으로 들어오게 되어 인체의 장기들이 더 건강해진다.

특별히 인체의 해독 기관들은 운동을 통해서 더 건강해지고 기능을 더 활발히 수행할 수 있게 된다. 피부나 폐, 간 그리고 신장과 장은 운동을 통해 강해지고 정상적인 해독을 할 수 있게 되는 것이다.

인체의 가장 큰 해독 기관은 간이다.

간은 해로운 물질을 분해하고 제거하는 역할을 한다. 운동을 통해 간으로 유입되는 혈류량이 증가되면 인체의 독소는 더 잘 배출될 수 있다. 왜냐하면 운동 중 혈액 순환은 더 잘 되고 증가된 혈류량이 간세포에 더 많은 산소와 영양분을 전달하여 해독에 큰 도움이 되기 때문이다.

운동 중 해독에 관련된 효소들이 생성된다. 운동 중에 만들어진 효소들은 몸의 독소를 중화시키는 데 큰 역할을 하게 된다. 또한 음식물을 통해서 섭취된 지방 독소는 운동을 통해서 제거된다. 왜냐하면 운동을 통해 신진대사가 촉진되어 지방 독이 태워지기 때문이다.

운동을 할 때 숨이 차는 것을 느낄 수 있을 것이다. 숨이 차는 원인은 폐, 심장 그리고 세포 내 미토콘드리아에 의한 것이다.

운동량이 증가하면 근육에 충분한 산소를 공급하기 위해 폐로 다량의 산소가 공급된다. 폐로 유입된 산소는 혈액을 통해 폐포라고 불리는 3억 개의 작은 기낭(공기 주머니)에 전달된다. 이때 인체의 독소들이 해독된다고 볼 수 있다.

보통 안정적인 상태에서 분당 인체 안으로 들어오는 산소는 6L 정도이다. 그러나 운동을 하게 되면 그보다 10~20배 증가한다고 보면 된다. 즉 폐활량이 늘어나 있는 사람은 운동을 하지 않을 때에도 폐의 운동량이 커져 있기 때문에 그렇지 않은 사람에 비해 해독 능력이 뛰어나다고 볼 수 있다.

운동을 통해 혈액 순환이 잘 되는 이유는 심장이 건강해지고 혈류 개선이 이루어지기 때문이다. 운동으로 단련된 사람은 그렇지 않은 사람에 비해 더 많은 혈액을 순환시킬 수 있고 심장의 박출량이 증가된다. 처음에는 적응하기 힘들 수 있지만 서서히 운동 강도를 올리게 되면 심장은 안정적인 상황에서 더 많은 혈액을 순환시키게 되기 때문에 해독 능력이 강해진다. 이것은 인체의 세포와 혈관 속에 있는 독소를 제거하는 능력이 더 강해진다는 의미이기도 하다.

 또한 운동을 통해 세포의 변화도 일어나게 된다. 세포 내에는 미토콘드리아라는 물질이 있는데 이것은 우리가 먹은 음식을 소화시켜 주며 세포 내 호흡 작용에도 도움을 준다. 운동을 통해 미토콘드리아가 활성화되고 더 많아지게 되면 우리가 섭취한 음식물의 소화에도 큰 도움이 될 수 있다.
 섭취한 음식물이 정상적인 소화가 일어나지 않으면 그것이 독소가 될 수 있지만 미토콘드리아에 의해 정상적으로 소화가 되면 인체에 축적될 뻔했던 독소들이 원활하게 처리될 수 있는 것이다.

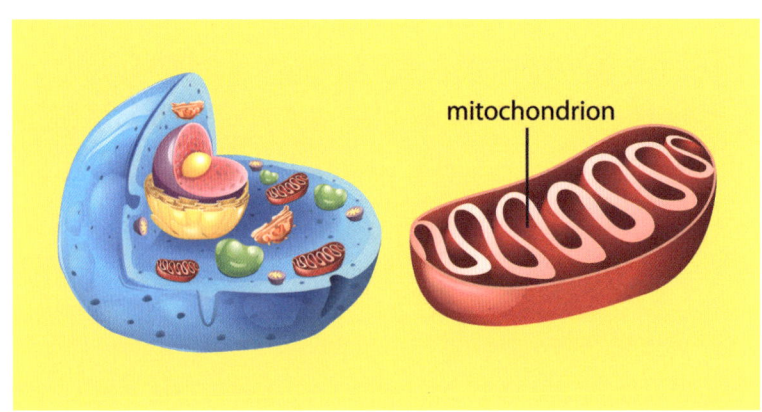

식사 전 마시는 물의 힘!

해독에 가장 중요한 필수 아이템! 바로 물을 마시는 것이다. 물을 마시는 것만으로도 인체는 독소를 배출할 수 있다. 그래서 물을 충분히 마셔야 한다.

우리가 몸을 망가뜨리는 가장 큰 원인 중 하나가 바로 물 마시는 것을 게을리하기 때문이다. 물은 질병을 예방하는 데, 그리고 질병이 회복되는 데 있어서 가장 좋은 약이다. 물만 잘 마셔도 질병의 대부분이 회복될 수 있다.

깨끗하고 신선한 물은 인체에 쌓인 독소를 신장을 통해 제거하는 데에 큰 도움을 준다. 단지 물만 잘 마셔도 몸이 회복될 수 있다는 사실은 참 놀라운 일이다.

인체에 물이 조금만 부족해도 대사 작용과 해독 작용에 문제가 일어난다. 인체에 물이 부족하면 여러 가지 문제가 생기는데 가장 기본적인 문제는 소화에 문제를 일으키는 것이다. 소화액을 만드는 기본 요소가 물이기 때문에 정상적인 소화가 일어나지 못하는 것이다. 또한 혈액 순환이 잘 안되고 혈액량이 줄어들어 해독 능력과 영양 전달에 문제가 발생한다. 그러면 신경은 쇠약해지고 피곤함을 느끼기 시작한다. 또 면역력이 떨어져서 감기에 자주 걸리며 염증이 많아질 수 있다.

감기에 걸리거나 몸속에 염증이 있을 때 미지근한 물을 충분히 마셔주면 빠르게 해결된다. 왜냐하면 인체의 노폐물을 해결하기 때문이다. 열이 날 때도 마찬가지이다. 열이 난다는 것은 인체의 노폐물을 처리하는 과정에서 인체의 면역력이 가동되었다는 신호이며 이때 열을 내리기 위해 물이 필요한데, 이것은 열을 단순히 내리기 위함이 아니라 인체의 노폐물을 빠르게 처리함으로써 태워야 할 노폐물을 줄어들게 만들기 때문이다. 그렇기 때문에 물을 충분히 마셔 주어야 하는 것이다.

커피, 음료수, 차 대신 물!

해독을 위해 물을 마실 때 양도 중요하지만 방법도 중요하다. 아무 때나 무조건 많이 마시면 좋은 것은 아니다. 또한 커피나 음료수 등 다른 음료들이 물을 대신할 수 있다고 착각해서는 안 된다. 순수한 물이 몸에 가장 좋다는 것을 기억해야 한다.

물은 미네랄이 함유된 것을 선택하는 것이 가장 좋다. 또한 오염되지 않은 물, 그리고 물 분자가 작을수록 해독 능력이 강하며 몸에 흡수가 빨라 매우 좋다. 만약 여건이 되지 않는다면 끓여서 마시는 것도 나쁘지는 않다.

충분한 물을 섭취하되 식사 직후는 피해야 한다. 위장에 음식물이 들어 있는 시간에 마시는 물은 오히려 독이 될 수 있다. 식사를 하고 난 뒤 2~3시간이 지나서 물을 마셔야 한다. 이때도 한꺼번에 많은 양의 물을 마시기보다는 조금씩 나눠서 마시는 것이 좋다. 또한 물을 마실 때 미네랄 소금을 타서 마시거나 프로폴리스를 타서 마시는 것은 큰 유익이 된다.

2주만 물 마시는 습관을 바꿔도 건강에 큰 도움이 된다. 2주~한 달간 물을 충분히 마시면 다른 어떤 약을 먹는 것보다 몸의 변화를 크게 느낄 수 있을 것이다. 소변 색이 맑아지기 시작하면서 몸의 염증 수치가 내려가고 혈액 순환이 잘 되며 기억력이 향상된다. 또한 독소로 인한 통증과 좋지 않았던 인체의 증상들이 개선되기 시작하며 대사 작용이 놀랍게 좋아지는 것을 경험하게 될 것이다.

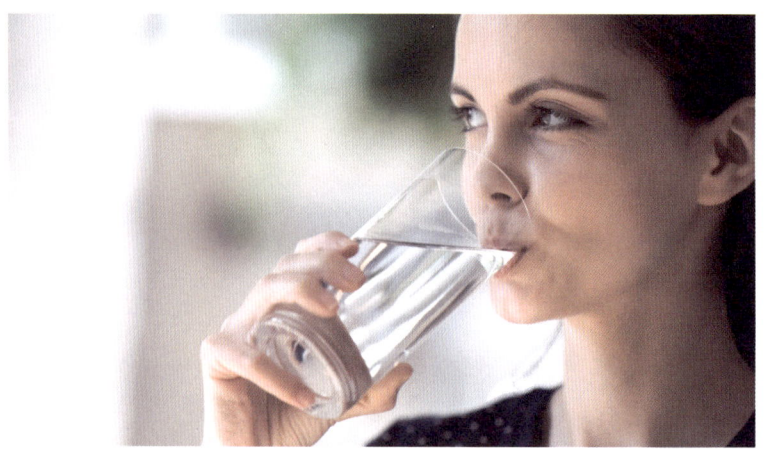

10시 전에 자기만 해도
간이 살아난다

　피곤함은 많은 사람들이 가지고 있는 증상이다. 이 증상은 우리 몸의 각 장기들이 정상적으로 일을 하지 못하고 있다는 뜻이며 간이 망가지고 있다는 강력한 신호이기도 하다.
　우리 몸은 어느 한 곳이 망가지면 다른 곳도 함께 망가지기 쉽다. 특히 간이 망가지게 되면 몸은 전체적으로 빠르게 약화되기 시작한다. 즉, 간을 건강하게 하는 것이 몸의 건강을 지키는 가장 중요한 방법 중 하나라는 것이다.

　간이 망가지면 해독하는 능력이 상실되면서 아주 작은 독소에도 몸이 민감해지고 저항하지 못하게 되어 병들게 된다.

　전자 기계와 같이 인체도 반드시 충전을 통해서 하루를 살아갈 수 있도록 설계되어 있다. 인체는 잠자는 동안 회복된다. 이때 많은 부분들이 복구되고 새롭게 하루를 시작할 수 있도록 준비된다고 할 수 있다. 누구나 잠을 자지만 언제, 어떻게 자느냐에 따라 건강이 달라질 수 있다.

쉼이 부족한 생활로 인해 피로가 쌓이고 그것이 축적되면 질병을 만들게 된다. 과로가 반복되고 그로 인해 활성 산소가 쌓이게 되면서 간을 비롯해서 몸이 망가지기 시작한다.

긴장과 피로한 상태가 지속되면 근육과 간에 저장된 글리코겐을 소비하여 지방을 분해시키고 에너지를 얻어야 하기 때문에 피로감이 증가하게 되며 세포 조직의 활동이 저하된다.

쉼에 대해 안일하게 생각하여서 쉼을 갖지 않고 오랜 기간 생활하게 되면 인체는 자율 신경계가 망가지게 된다. 자신의 의지와 상관없이 작용하는 신경계는 환경에 의해 빠르게 반응한다. 쉬어야 하는 시간에 게임, 유튜브 시청, 영화, 그 외에 다양한 활동을 하는 것은 인체를 망가뜨리게 된다.

자율 신경계는 교감신경과 부교감신경으로 나뉜다. 쉼 없이 과로와 정신적인 스트레스를 받게 되어 교감신경이 계속 자극되면 과립구가 증가하며 활성 산소의 발생으로 조직 세포가 파괴된다.

수면이 부족하면 잠잘 때 나오는 식욕 억제 호르몬은 줄고 식욕을 자극하는 호르몬은 많이 분비되어 비만의 위험이 높아진다. 또한 수면 부족으로 혈당이 오를 확률이 높아지며 치매에 걸릴 확률도 높아진다. 수면은 면역력과 밀접한 관계가 있는데 부족한 수면으로 인해 면역력은 심각하게 떨어지게 된다.

충분한 수면이 필요하다. 하루에 가장 이상적인 수면은 7~8시간이며 가장 바람직한 시간대는 10시 전에 잠을 자는 것이다. 우리 인체는 수면 중에 회복이 된다. 두뇌, 소화기관, 순환기관, 호흡기관, 피부 등 모든 조직의 회복은 수면 중에 일어나는 것이다.

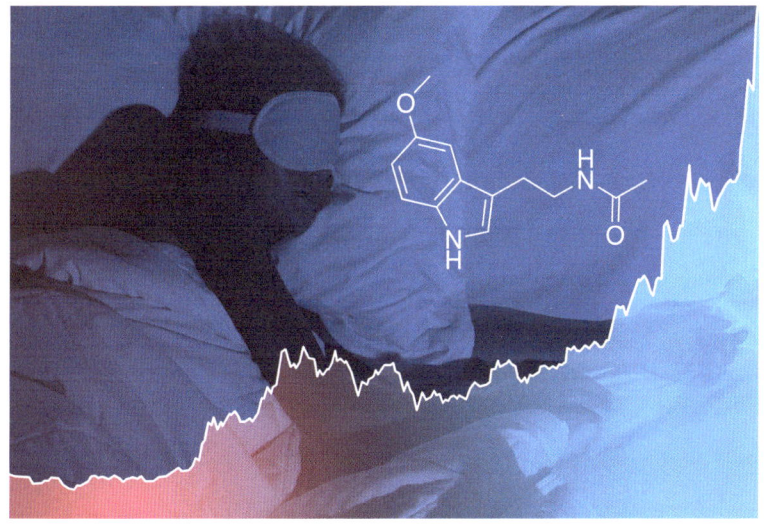

수면과 관련된 뇌에서 분비되는 호르몬이 있는데, 바로 멜라토닌이다. 뇌의 송과선에서 멜라토닌이라는 호르몬을 생산하여 피부 재생 능력을 활성화하고 수면을 유도해서 단잠을 자게 만든다. 불면증은 이 멜라토닌의 부족에서 오는 경우가 많다. 규칙적인 수면을 갖게 되면 불면증은 사라질 수 있다.

멜라토닌은 해가 지면서 인체의 시계가 밤이 왔다고 알리기 시작할 때부터 분비되다가 밤 9시가 지나면서 절정에 이르게 된다. 이때부터 인체가 충전되고 간이 회복되기 시작한다. 이때가 어린아이들에게는 성장하기에 가장 좋은 시간이고, 성인에게는 몸이 회복되는 가장 좋은 시간이며, 노화를 방지할 수 있는 가장 좋은 시간이다.

그런데 인위적인 불빛들은 멜라토닌이 분비되는 것을 방해한다. 뇌는 이 빛으로 인해서 밤이라는 사실을 인식하지 못하게 된다. 그러면 멜라토닌 분비가 제대로 되지 않게 되고 성장이나 회복이 이루어지지 못하게 되어 건강에 치명적인 영향을 끼치게 되는 것이다. 그래서 잠자는 방은 최대한 어둡게 해야 한다.

수많은 요법을 통해 몸을 관리하고 자연 치유를 철저하게 한다고 해도 늦게 잠자는 습관을 갖게 되면 질병이 회복될 수 없다. 암, 당뇨, 고혈압, 아토피, 우울증 등 어떤 질병도 정상적인 수면을 갖지 않고는 회복이 될 수 없다. 만약 밤 10시에 잠자는 습관을 갖게 된다면 간이 회복되고 질병이 회복되는 경험을 하게 될 것이다.

육식을 끊고 현미 채식을!

　육식의 증가와 더불어 질병도 증가되었다. 발암 물질에 관한 연구 기관인 국제 암 연구소에서는 육류 섭취가 암과 관계가 있음을 약 800여 건의 연구 결과로 발표한 바 있다. 특별히 가공육은 발암 물질 1급으로 발표될 정도로 건강에 치명적이라고 별표되고 있는데도, 육류 소비량은 전혀 줄지 않고 있다.

　한국인 육류 섭취량은 1인당 43kg에 육박하며 이것을 하루로 계산해 보면 117g이 된다. 30년 전과 비교했을 때 약 4배 정도 증가되었다고 볼 수 있다.

　곡식과 과일, 채소의 섭취량은 줄고 육식의 섭취량은 늘어나면서 혈액은 더러워지고 암이나 기타 질병은 증가하고 있다. 대장암은 육식과 가장 큰 연관이 있다. 그런데 우리나라가 대장암 발병률 세계 1위를 차지하고 있다는 사실은 육식이 얼마나 대장암 발병에 심각한 영향을 주는지를 드러내는 증거라고 볼 수 있는 것이다.

육식을 통해 인체에 독소가 쌓이게 된다. 그것이 몸속에 축적되어 인체의 기능을 약화시킨다. 인간의 소화관 구조는 고기를 정상적으로 소화시킬 수 없다. 사람은 육식 동물에 비해 장이 길기 때문에 동물성 단백질이 장내에 오랫동안 머물게 될 경우 독이 될 수 있다. 이러한 단백질이 장내에서 분해되면서 질소, 암모니아, 요산을 만들어 낸다. 이것들이 간을 망가뜨릴 뿐 아니라 각종 질병의 원인이 된다.

육식을 통해 간이 망가지면서 신장도 함께 망가지게 된다. 육식을 계속하게 되면 단백질과 포화 지방을 분해하는 소화 과정에서 요산, 유산, 초산, 염산 등 유해한 강산류들이 나오게 된다. 이때 인체 내에는 독성 물질인 요산을 분해시키는 효소가 없기 때문에, 이를 해결하기 위해 뼈에서 칼슘을 가져와 중화시키는 방법으로 독성 물질을 제거하게 된다. 그래서 육식을 하는 사람들에게 나타나는 증상 중 하나가 뼈가 빨리 약해지는 것이다.

육식과 질병은 어떤 관계를 가지고 있을까?
육식을 하게 되면 혈액이 불결해진다. 깨끗하지 못한 혈액은 정상적인 기능을 수행할 수가 없다. 또한 동물성 지방질이 많아지게 되면 각 혈관이 좁아지면서 심장병이나 고혈압, 동맥경화에 걸리기 쉽게 된다. 채식 동물은 혈액 내 콜레스테롤을 잘 조절하지 하지 못하기 때문에 동물성 지방을 섭취해서는 안 된다.

콜레스테롤이 고밀도인 경우는 문제가 없지만 육류로 인한 저밀도 콜레스테롤이 많아지는 경우 심장과 혈관에 문제를 일으킬 수 있다. 고단백과 고지방들은 피의 점도를 끈끈하게 할 뿐만 아니라 세포를 망가뜨리고 세포의 활동을 둔하게 만들어 질병이 생길 때 방어할 수 있는 면역력을 떨어뜨린다. 특히 구운 고기는 더더욱 심각하다. 이를테면 숯불고기나 갈비 로스 등은 고기를 굽는 과정에서 벤조피렌이 발생되는데, 이는 발암의 원인이 되기도 한다.

  계란과 유제품도 피해야 한다. 계란의 콜레스테롤은 육류와 같이 인체에 해롭다. 육식을 끊고 계란만 꾸준히 섭취한 사람들의 혈액을 관찰했을 때 혈액이 깨끗하지 않고 콜레스테롤이 혈액 속에 보이는 케이스가 굉장히 많다.

  우유는 섬유질이나 철분은 부족하지만 콜레스테롤 함유량은 많아서 인체의 영양 밸런스에 맞지 않다. 특히 우유는 기관지에 좋지 않다. 우유 속의 미네랄은 인체의 수분과 맞지 않아 인체의 균형을 불안정하게 만든다. 즉 칼슘과 인의 불균형으로 인해 뼈가 약해지는 결과를 만들고, 결국 우유의 섭취로 인해 골다공증에 걸리게 되는 것이다.

  우유의 지방은 인체에 치명적이다. 이것은 심장병, 죽상 동맥경화증을 만들기도 한다. 죽상 동맥경화증은 동맥 안에 쌓인 침전물에 의해 생기고 이것들이 동맥으로 통해는 혈액의 흐름을 방해하여 결국 산소의 공급을 막게 된다. 혈액이 뇌에서 순환하지 못하면 뇌졸중이 생길 수 있고, 심장에서 순환하지 못하며 심장마비의 위험까지도 생길 수 있다.

특히 혈중 콜레스테롤은 육식과 같이 위험하다. 우유를 통해 섭취되는 지방은 육식과 같은 포화지방이다. 포화지방은 상온에서도 고체로 바뀔 수 있기 때문에 큰 문제를 야기시킬 수도 있다. 우유 1L에는 약 35g의 지방이 들어 있다. 특히 우유는 60%가 포화지방이다. 즉 우유 섭취만 줄여도 심장 질환을 예방하는 데에 큰 도움이 될 수 있다는 것이다.

육식을 채식으로 바꾸어야 한다. 육식을 채식으로 바꾸기만 해도 혈액이 깨끗해지고 세포가 건강해지고 건강한 체질로 바뀔 수 있다. 2주 이상 식사 패턴을 바꾸면 놀라운 일들이 일어나는데, 특히 소화 기관, 호흡 기관, 순환 기관 등에 놀라운 변화가 일어날 수 있다.

또한 확실한 변화는 바로 혈압의 변화이다. 고혈압의 가장 큰 원인이 중성 지방인데 그 수치가 내려가면 자연적으로 혈압도 안정화되며 채식을 통해 혈액이 깨끗해지면 독소가 줄어들고 몸속에 쌓인 노폐물은 배출되게 된다.

육식을 끊는 것 자체가 디톡스이다. 또한 현미 채식을 하는 것만으로도 인체는 해독이 될 수 있다.

저녁 한 끼만 바꿔도…

　잠자기 직전의 식사는 질병의 가장 큰 원인이다. 건강이 좋지 않다면 가장 먼저 해야 할 것 중의 하나가 바로 두 끼 식사이다.

　암, 당뇨, 고혈압, 아토피 등 생활 습관 병이 있는 분들의 두 끼 식사는 산삼보다 훨씬 더 좋은 효과를 줄 수 있다. 이것은 1주, 혹은 2주만 실천해도 건강과 질병 회복의 길이라는 것을 확신할 수 있을 것이다.

　위장에 들어온 음식은 대략 2시간에 걸쳐서 소화 작용이 이뤄진다. 그런데 위장의 상태가 좋지 않거나 위 기능이 나쁘거나 혹은 지쳐 있는 상태에서는 소화에 더 많은 시간이 필요하다. 종종 급체(급성염)할 경우 우리는 여러 시간 혹은 온종일 음식물이 위장 안에서 머물러 있는 것을 경험할 수 있다. 이때 음식물이 내려가지 않고 결국 토하는 경우가 있는데, 이것은 무조건 식후 2시간이면 음식물이 위에서 소화되는 것이 아니라는 사실을 보여 준다.

　저녁 식사를 하면 인체의 에너지가 소화시키는 곳으로 모이기 시작한다. 위가 지쳐 있는 상태일 때는 에너지를 더 많이 필요로 하게 된다. 문제는 소화하는 데에 에너지가 많이 사용되기 때문에 정작 노폐물들을 처리하는 데에 사용되어야 하는 에너지가 부족하게 되어 노폐물 처리가 힘들어진다는 것이다.

뇌, 간, 신장, 피부, 폐 등에서 활발하게 사용되어야 하는 에너지가 소화 기관에서 사용되면서 일 처리가 늦어지게 되는 것이다.

오후 시간이 될수록 위장은 아래쪽으로 처져 있는 경우가 많다. 이때 식사를 과하게 하면 문제가 일어나게 된다.

저녁 한 끼를 먹지 않으면 소화 기관에 사용되는 에너지가 병든 세포를 치료하고 염증을 해결하는 작용에 사용되어 몸이 회복되고 치유된다.

특히 저녁 식사가 늦을수록 문제는 더 커진다. 인체의 신진 대사가 아침에 비해 3분의 1로 저하되는 저녁에 과한 식사를 하면 혈액은 더러워지고 순환이 정상적으로 이루어지지 못한다. 필요하지 않은 음식을 섭취함으로 위에는 과중한 업무를 시키게 되는데, 이로 인해 위는 지치고 에너지는 과잉 소모되어 인체는 무기력증을 경험할 수도 있다. 또한 위장 안의 음식은 부패되어 여러 질병에 노출될 수도 있다.

저녁 식사를 과하게 하거나 늦게 할 경우 일어나는 여러 가지 인체의 반응들이 있다. 뒤숭숭한 꿈을 꾸기도 하고, 잠을 설치는 상황들이 발생하는데, 이것은 결국 숙면을 하지 못한다는 뜻이다. 충분한 수면, 양질의 수면을 취하지 못하는 것은 인체의 해독 시스템에 좋지 않은 영향을 끼친다.

늦은 저녁 식사를 하고 아침에 일어나면 몸과 정신이 상쾌하지 않은데 그 이유는 밤사이 에너지가 많이 소비되었기 때문이다. 만약 이런 생활이 반복되면 아침에 일어날 때마다 몸은 힘들고 아침 식사를 거르는 일들이 반복되어 식욕 부진이 발생하게 된다.

아침에 입냄새가 많이 나는 이유, 혀에 백태가 끼는 이유도 저녁 식사가 가장 큰 원인이다.

질병의 예방과 회복에 두 끼 식사는 매우 큰 영향을 끼친다.
우리는 두 끼 식사가 인체의 독소를 얼마나 많이 해독하는지 알아야 할 필요가 있다. 저녁 한 끼를 먹지 않을 때 어떤 질병이든 유익을 얻을 수 있다.

저녁 한 끼를 먹지 않을 때 우리 몸은

- ☑ 소화 기관이 회복되는 것을 경험할 수 있다.
- ☑ 컨디션이 좋아지고 두뇌가 맑아 진다.
- ☑ 아침밥 맛이 좋아지고 몸이 가볍고 상쾌하며 의지력이 강해진다.
- ☑ 면역력이 강해지면서 자연 치유가 신속하게 일어난다.

디톡스를 위해 금기해야 할 식품들

 디톡스를 위해 반드시 알아야 할 기본적인 것은 해로운 음식물을 끊는 것이다. 자신의 몸 상태를 고려해서 당분간, 혹은 간헐적으로, 혹은 완전히 해로운 음식을 끊는 것을 선택해야 한다. 이것은 건강을 위해 매우 필요하다.

1. 자극적인 식사

 혈액에 자극을 주고 몸속에 독소가 쌓이게 하고 신경 세포를 약하게 하는 자극적인 음식은 매우 좋지 않다.
 대표적으로 자극적인 음식은 고추, 파, 마늘, 양파, 후추, 부추 등 대부분 매운 음식들인데, 한두 번 먹어서 큰 문제가 되지 않아 괜찮다고 생각하거나 이런 식품들이 건강 식품이라고 착각하는 경우도 적지 않다.
 물론 어떤 것은 자극이 심하고 어떤 것은 자극이 약하기도 하다. 그러나 자극이 적다고 해서 괜찮은 것은 아니다. 그리고 이러한 음식들은 더 강한 자극을 요구하게 된다.

질병이 악화된 분들에게는 자극적인 식사가 생명에 치명적일 수도 있다. 자극적인 식사를 하게 되면 혈액이 더러워지고 몸의 염증 상태가 더 심해질 수 있다. 나음힐링센터에서는 아주 적은 양이라도 자극적인 식품을 사용하지 않는다.

자극적인 식품들은 신경을 자극하고 정신을 날카롭게 한다. 이런 음식들을 자주 섭취할 경우 위장, 폐, 신장, 간에 좋지 않다. 또한 소화계에도 좋지 않고 소화 기관에 염증을 일으키는 가장 큰 원인이 되기도 한다. 특별히 해독 기관의 질병에 직접적인 원인이 되기도 한다.

디톡스를 하고 난 후에도 자극적인 식사를 계속 하게 되면 인체에 쌓인 독소가 잘 배출되지 않게 된다.

2. 인스턴트 식품, 가공 식품

패스트푸드, 정크푸드라고 불리는 음식들의 특징은 빠른 시간에 음식을 먹을 수 있고 맛이 좋다는 것이다. 남녀노소 할 것 없이 모두에게 사랑받는 음식이기도 하다. 물론 사람들은 이 음식들이 건강에 좋다고 생각하지는 않는다. 그러나 너무나 자주 섭취를 하고 있다는 것이 문제이다.

인스턴트 식품의 문제 중 하나는 칼로리다. 고기를 그냥 먹을 때보다 인스턴트 식품으로 섭취할 때 칼로리가 더 높아진다. 또한 가공육들은 발암 물질로 지정될 정도로 건강에 치명적인 영향을 끼치기도 한다.

인스턴트 식품의 지방은 주로 포화지방과 트랜스지방이다. 이러한 지방들은 인체의 중성 지방과 저밀도 콜레스테롤 수치를 올려 심혈관 질환에 치명적인 영향을 끼친다.

인스턴트 식품이나 가공 식품에 들어가는 성분들 즉 식품 첨가물들은 건강에 심각한 영향을 끼친다. 기본적으로 정제염이 많이 함유되어 있어 나트륨 과다 섭취의 문제점을 유발하고 유화제, 설탕 등 각종 해로운 것들이 들어 있다.

한국에서 알려진 바에 의하면 화학 합성물 381종, 천연 첨가물 161종, 혼합 제제 7종 등 모두 549종에 달하는 식품들이 인스턴트 식품들과 가공 식품에 들어간다. 이것들은 한 번만 먹어도 해독에 큰 문제를 일으키는 요소들이다. 만약 이것을 해독 중 혹은 해독 후에 섭취하게 되면 인체에 훨씬 더 좋지 않은 결과를 가져올 수도 있다.

3. 설탕

사실 인체에는 많은 양의 당분이 필요하지 않다. 물론 칼로리를 얻기 위해 우리에게는 당분이 필요하다는 것을 알지만 그것은 설탕을 통한 것이 아닌 곡식을 통한 당분이다. 녹말에서 탄수화물과 포도당을 얻어야만 건강을 유지할 수 있다.

우리가 먹는 음식들 대부분에는 설탕이 들어 있다.

설탕이 우리 몸에 좋지 않다는 것은 대부분 알고 있을 것이다. 특별히 위장과 두뇌에 좋지 않은 영향을 끼친다. 다량의 설탕 섭취는 육식을 하는 것보다도 더 해로울 뿐 아니라 고혈압, 동맥경화, 당뇨, 암 등의 질병을 만들기도 한다.

음식물과 함께 섭취된 설탕은 발효의 원인이 되어 노폐물이 인체에 쌓이는 것을 돕는다. 설탕은 소화, 흡수가 아주 빠르기 때문에 이것을 지속적으로 섭취하면 혈당이 급격히 상승하게 된다.

또 설탕은 가공 식품으로 표백되고 정제되기 때문에 미네랄 부족, 영양 불균형을 만들 수 있는 불완전 당분이라고 볼 수 있다.

음식 속에 설탕이 많이 들어갈수록 장은 부패되고 그로 인해 혈액이 더러워지며 면역력은 저하된다.

4. 발효 식품

발효식품의 문제는 무엇일까?

된장은 콩으로 메주를 만들어 여러 공정 과정을 거쳐 만들어진다. 이 과정에서 곰팡이가 많이 생기는데 아플라톡신이라고 하는 발암 물질이 발생한다. 이미 밝혀진 사실로 아플라톡신(Aflatoxin)은 발암 물질로 분류된 해로운 물질이다.

간장 역시 메주로 만들어지는데 이것 역시 누룩 곰팡이균으로 배양된다. 아미노산이나 기타 식품들이 발효될 때 바이오제닉 아민(Biogenic Amines)이 생성된다. 이 물질은 미생물을 분해하는 과정에서 생성되는 발암 물질로 유해 물질 목록에도 수록되어 있다. 식약처(식품의약품안전처)에서도 이 물질은 발효 식품의 숙성 과정에서 발생하고 이것을 많이 섭취할 경우 신경과 혈관에 문제를 일으키거나 알레르기 증상을 유발할 수 있다고 경고하고 있다.

발효 식품을 많이 먹게 되면 혈액이 더러워지면서 인체 안에 염증들이 생기며 질병이 생기게 된다.

식초도 역시 발효 식품이다. 일본에서 건강에 좋다고 알려지기 시작하면서 많은 사람들이 사용하고 있고 다양한 형태로 출시되어 있는 식품이다. 최근에는 발사믹 식초라는 형태로 샐러드 소스로도 사용되고 있다.

음식을 먹으면 전분이 소화되어 포도당이 되고 포도당이 변하여 에너지원으로 사용되는데 이 과정이 식초와 비슷하다고 한다. 그러나 식초를 섭취할 때에는 세포 작용에 문제가 생기고 미토콘드리아가 활동을 중단하면서 에너지를 만들지 못하게 된다.

식초는 위장을 비롯하여 각 소화 기관에 좋지 않다. 지속적으로 식초를 사용하게 되면 소화 기관에 문제가 생긴다. 그리고 신장에서도 식초의 독을 정상적으로 해결하지 못하게 된다. 디톡스를 위해 식초는 반드시 끊어야 한다. 식초를 계속 먹으면 신장은 해독하는 일에 부담을 갖게 될 것이다.

5. 일반 음료수

시중에 판매되고 있는 많은 음료수들은 건강에 매우 해롭다. 100% 착즙을 제외하고는 액상 과당을 베이스로 만들어지는 음료수가 대부분인데 혈당과 혈압을 불안정하게 만들고 신경계에 혼란을 주며 면역력을 떨어뜨린다. 액상 과당은 설탕보다 저렴하기 때문에 당분 대용으로 많이 사용된다. 이 당분은 혈당을 급격히 올리는데 이때 인체 안에서 단백질과 엉겨 붙게 되면서 문제가 생긴다. 이것은 간의 대사 작용 시스템을 손상시키며 비만을 유발하기도 한다.

고기를 먹지 않아도 이러한 당분들은 지방을 생성하고 당뇨병과 심장병의 원인이 될 수 있다.

방부제 역할을 하는 합성 보존제인 안식향산 나트륨(벤조산 나트륨)은 인체 안에서 비타민C에 반응할 때 벤젠으로 변하는 특성이 있다. 카페인과 결합하면 벤조산 나트륨 카페인으로 변해 두통을 유발하기도 한다. 이것은 음료수에 들어가는 기본적인 합성 착향료인데 식품의 향을 내기 위해 만들어진 화학적인 인공향이다.

대부분의 음료수들은 중독성이 있다. 청량 음료들에는 주로 상큼한

맛을 내기 위해 인산염이 들어가는데, 이 음료를 자주 마시면 췌장암에 걸릴 수도 있다. 여기서 말하는 인산염은 곡식에 들어있는 것과는 다른 인공적인 것이다. 이것은 체내에 들어가서 혈액 속에 녹는다. 그렇게 되면 인체의 아연이나 철분이 소변을 통해서 체외로 빠져나가게 되고 그 결과 칼슘 부족을 유발할 수도 있다.

이런 음료들은 정신을 흐리게 하고 두뇌에도 치명적인 교란을 만들어 낸다. 독소가 인체에 쌓이게 되고 혈액은 더러워지며 그 결과 인체는 병들게 된다.

음료수를 마시면 당분을 에너지로 바꾸기 위해 인체는 많은 에너지를 소비하게 된다. 무기질과 비타민 없이 과당만 있기 때문에 에너지로 바꾸는 과정에서 인체 내의 영양을 오히려 빼앗아 가는 것이 문제인데, 이것이 질병의 큰 원인이 된다.

디톡스를 위해 꼭 피해야 할 식품들을 정리해 보면

- 육류 - 모든 육류뿐 아니라 육류가 들어간 모든 식품
- 어류 - 모든 물고기, 새우, 조개, 젓갈, 굴, 전복 등
- 장류 - 된장, 고추장, 간장, 김치, 식초, 낫토 등
- 유제품 - 우유, 요구르트, 요플레, 치즈 등 우유가 들어간 모든 식품
- 가공 식품 - 과자, 초콜릿, 사탕, 젤리, 빵 등
- 자극성 식품 - 고추, 파, 마늘, 부추, 후추, 양파 등
- 기타 - 담배, 술, 와인, 불량 식품, 커피, 튀긴 음식, 분식 등

MISSION 3

미션 3

효과 있는 디톡스 종류와 방법

디톡스 방법이 모두가 다 같아야 하는 것은 아니다.
자신의 체질과 환경과 특성에 맞춰서 디톡스 방법을 선택하면,
매우 큰 효과를 얻을 수 있다.

MISSION 3

꿀물 디톡스

 디톡스 중 꿀을 이용하는 것은 가장 바람직한 디톡스 방법 중 하나이다. 꿀은 위장에 부담이 전혀 되지 않고 바로 흡수된다. 디톡스의 효과는 독소를 빼기 위한 것인데 너무 힘들게 할 필요는 없다고 생각한다. 물만 마시면서 하는 디톡스는 생각보다 힘들고 먹고 싶은 유혹도 많이 생기기 때문에 중간에 포기하는 경우가 많다.

 디톡스 중 꿀을 이용하면 세포 재생 및 회복 작용 시스템에 큰 도움을 준다. 디톡스 중에도 뇌는 많은 에너지를 필요로 하는데 이때 설탕과 달리 꿀은 대부분이 포도당과 과당으로 되어 있어서 신속하게 영양을 공급해 줄 수 있다.

 꿀에는 구연산, 글루콘산, 호박산의 유기산과 아밀라아제, 글루코스 옥시다아제 등의 효소류, 각종 다양한 비타민이 함유되어 있으며 아미노산과 폴리페놀 같은 항산화 물질까지 풍부하게 들어 있다.

 디톡스 중 우리 소화 기관은 공복 상태가 된다. 이때 하루 두 번~세 번 꿀물을 타서 마시게 되면 컨디션과 기력에도 큰 도움이 되고 몸에는 무리가 되지 않으면서도 해독 시스템을 활발하게 작동시킬 수 있다.

또한 꿀 자체가 몸속의 노폐물을 배출하는 데에 탁월한 도움을 준다. 디톡스 중 섭취하는 꿀물은 때때로 장내의 염증과 숙변을 왕창 쏟아내게 하기도 한다.

밝혀진 바로는 벌꿀로 양치를 해도 된다고 할 정도로 벌꿀은 세균을 억제하는 효과가 있다. 양치 후 꿀물을 타서 입에 넣고 헹구게 되면 입냄새와 충치가 예방된다는 자료도 있다. 자료에 의하면 벌꿀은 뮤탄스균의 활동을 억제해 충치가 생기는 것을 방지한다고 한다.

디톡스 중 마시는 꿀물은 입안에서만이 아닌 위장과 그 외의 소화관에서도 세균 억제 및 퇴치 작용을 한다.

어렸을 때부터 입술이 트면 꿀을 바르곤 했다. 그러면 거짓말처럼 정말 빠르게 회복되었던 기억이 난다. 벌꿀은 내성균도 물리쳐 준다. 벌꿀이 생성하는 과산화수소의 살균력은 유해균만 제거하고 피부의 정상균은 손상시키지 않기 때문에 매우 유익하다.

꿀을 피부에 바르면 피부 해독에도 큰 도움이 된다.
여드름, 아토피, 뾰루지 등 피부 트러블의 원인이 되는 아크네균, 여드름과 뾰루지의 원인인 황색 포도상 구균과의 끈질긴 싸움이 벌꿀을 사용함으로 사라질 수 있다는 것은 정말 꼭 알아야 할 지식이 아닌가 싶다.

한번은 욕창이 심한 분에게 꿀과 숯을 교차로 발라준 적이 있다. 그런데 얼마 후 거짓말처럼 새살이 올라왔다.

디톡스 중 꿀을 사용하면 위장 질환에도 큰 도움이 된다. 물론 디톡스가 끝난 이후에도 지속적으로 사용하게 되면 소화기 내 염증을 해결하는 데 큰 도움이 된다.

밥을 섭취하지 않아 기운이 없고 우울할 때 꿀물 한 잔은 우리가 생각하는 것보다 회복에 훨씬 더 큰 도움을 준다.

당뇨, 암 환자도 역시 꿀을 섭취해도 아무 상관이 없다. 오히려 꿀을 사용하면 당뇨가 회복되고 암이 회복될 수 있다.

그런데 꼭 명심해야 할 것은 꿀을 선택할 때에는 반드시 좋은 꿀을 선택해야 한다는 것이다.

좋은 꿀에는 몇 가지 기준이 있다.

첫 번째, 설탕이 섞이지 않아야 한다.

한국 같은 경우 무화기 즉 꽃이 없는 기간인 겨울철의 경우, 벌의 생존을 위해서 먹이를 주어야만 한다. 이때에는 불가피하게 설탕물을 줄 수밖에 없다. 설탕을 먹이는 겨울이 지난 뒤 꽃이 피는 봄이 되면 천연 꿀이 들어오기 시작하는데 이때 설탕 꿀을 모두 제거해야만 한다. 그렇지 않으면 천연 벌꿀에 설탕 꿀이 섞일 수밖에 없다.

설탕 꿀이 제거되고 100% 천연 꿀이 벌집에 차게 되는데, 이것이 바로 좋은 꿀이다.

두 번째, 항생제나 살충제가 사용되지 않아야 한다.

기준이 있긴 하지만 친환경 꿀이어야 진정한 효과를 볼 수 있다. 벌들의 병이 심해지면서 약물들을 많이 사용하게 되었는데 항생제나 농약 성분의 약물들을 사용하지 않고 자연 그대로 하거나 친환경적인 방법들로 하는 꿀이 좋은 꿀이다.

벌들에게 살포된 약물들은 꿀에서 검출된다. 이런 꿀은 디톡스에 적합하지 않다.

세 번째, 꿀이 숙성되어야 한다.

과일과 곡식도 그렇듯 꿀도 숙성되는 과정이 반드시 필요하다. 설탕만 섞이지 않았다고 해서 다 좋은 꿀은 아니다.

벌은 꽃에서 넥타(nectar)라는 물질을 가져와 자신의 효소와 더불어 숙성하는 과정을 거친다. 이 과정을 통해서 물처럼 묽었던 농도가 점점 진해진다. 이 과정을 겪어야만 정상적인 영양소가 충족될 수 있다.

벌은 꿀을 진한 농도로 만들어 밀랍으로 봉개한 뒤 오랫동안 저장할 수 있다. 일정한 온도와 날갯짓으로 최소 4~7일을 숙성시켜야 좋은 꿀이 된다. 물론 완숙 꿀은 10일 이상 지나야 만들어지며 약 한 달 이상 걸린다.

그런데 많은 양봉가들이 숙성 꿀을 채취하지 못하는 이유는 많은 이익을 내지 못하기 때문이다. 벌들은 자신들이 가져온 꿀이 충분히 숙성될 때까지 더 이상 꽃에서 넥타를 가져오는 일을 하지 않는다. 그래서 많은 꿀을 뜰 수 없어 손해를 입을 수 있기 때문에 벌들이 가져온 꿀을 바로 채취하여 꿀을 농축하는 농축장에 가서 수분을 날려 버리는 작업을 한다. 이렇게 농축 과정을 거친 꿀은 영양면에서 균형이 맞지 않기 때문에 설탕이 섞이지 않았다 하더라도 좋은 꿀이라 할 수 없다.

좋은 꿀을 구했다면 디톡스 시 하루 세 번 먹는 것을 추천한다. 꿀 약 28g가량을 미지근한 물 300cc에 희석해서 아침, 점심, 저녁에 섭취하면 된다. 꿀 28g은 밥 스푼으로 대략 1.5~2스푼 정도 된다.

꿀이 좀 질리는 분들은 레몬을 희석한 꿀물을 섭취해도 좋다. 레몬꿀을 가지고 디톡스를 하게 되면 크게 힘도 들지 않고, 꿀에 질리지도 않게 디톡스를 할 수 있다.

꿀 디톡스는 나음에서 지난 20여 년 동안 입소 및 교육을 포함 약 1만 명 이상의 성공한 사례가 있다.

과일 디톡스

　과일은 몸속 청소제이다. 과일 속에 있는 비타민 종류들은 인체의 피곤함을 회복시켜주는 데 가장 좋은 물질들이며 과일 속의 섬유질들은 노폐물을 장에서 해결하는 데 큰 역할을 한다. 과일의 효소는 소화기 계통에 큰 작용을 하여 좋은 혈액을 만들고 혈액 순환이 잘 되게 하는 역할을 한다.

　과일에는 생명 활동, 해독 작용에 중요한 유기적인 원소들이 풍부하게 함유되어 있다. 인체에 가장 필요한 것 중의 하나가 산소인데 과일을 통해 들어오는 산소는 몸 안에서 산화와 환원 작용의 균형을 맞춰 준다.

　과일은 종류마다 다르지만 대체로 비타민과 무기질, 식이섬유 등의 영양소가 풍부하여 면역력을 강화하고 피부 미용과 피로 회복에도 아주 좋다. 과일 속 항산화 물질은 노화를 방지하고 항암 및 항염 효과에 큰 도움을 준다.

　디톡스를 위해 과일을 선택하는 이유는 소화에 소요되는 시간이 매우 짧기 때문이다. 과일은 위장 안에 들어가서 약 30분 정도면 소화가 원활하게 되는데, 과일만 섭취하고 곡류나 견과류 등 다른 탄수화물이나 지질, 단백질을 섭취하지 않으면 빠른 시간 내에 소화되고 그 후 인체는 오토파지, 즉 자가포식 작용을 할 수 있게 된다.

물론 여러 가지 디톡스 방법이 있지만 과일 디톡스의 장점은 과일이 주는 빠른 소화, 수분 흡수, 당분으로 인한 저혈당 증상 예방, 좋은 영양소(비타민, 미네랄, 파이토케미컬 등)의 유익이라고 할 수 있다.

디톡스에 좋은 과일들을 추천해 달라고 하는 분들이 꽤 많으신데, 여러 과일 중에 자신의 몸에 맞는 과일을 선택하는 것이 중요하다.

예를 들어 소화 기관이 좋지 않거나 냉체질이신 분들은 산이 많은 과일이 좋지 않은 영향을 끼칠 수 있기 때문에 피하는 것이 좋다. 이 외에도 평소 먹었을 때 복통이나 설사를 유발하거나 속쓰림 등의 증상이 있는 과일은 피하는 것이 좋다.

첫 번째, 포도

포도는 디톡스를 위한 과일 중 가장 좋은 과일이다. 예로부터 포도는 영양은 풍부하고 해독 작용이 뛰어나 신의 과일로 불러지기도 했다. 특히 심혈관에 아주 좋은 과일이다. 포도의 플라보노이드 성분은 심장병 예방에 도움이 되고, 폴리페놀 성분은 혈액 순환을 개선시켜 주며, 펙틴 성분은 동맥경화 및 관상동맥 질환 등 심장 질환에도 좋다.

디톡스 시 빈혈이 걱정되는 분들에게도 추천되는데 포도는 생혈 작용과 조혈 작용이 뛰어난 과일이다. 특히 철분 성분이 풍부해 빈혈에 아주 좋다. 디톡스 시 포도는 카테킨과 폴리페놀 및 비타민이 풍부하여 활성산소를 억제하며, 인체의 산성 체질을 바꿔주고 알레르기 체질을 바꾸기도 한다.

유독 자신의 체질이 좋지 않다고 생각되는 분들은 포도를 3~7일가량 먹는 것을 추천한다.

포도의 레스베라트롤(Resveratrol) 성분은 암세포의 증식과 변이를 막아 주는 효과가 입증되었는데 이 성분은 대장암, 폐암, 유방암, 전립선암 등 각종 암세포의 증식을 억제해 준다.

포도를 디톡스에 적용할 경우 양은 충분히 섭취해도 되고 하루 3번 섭취하며 포도만 섭취하는 것이 가장 좋은데 신 과일 한 가지를 곁들여서 섭취하는 것도 괜찮다. 예를 들면 포도와 사과, 포도와 귤, 포도와 오렌지 등 포도에 다른 과일을 함께 섭취하는 것이다. 그러나 가능한 포도만 섭취하는 것이 가장 좋으며 체질 변화에도 아주 좋다.

두 번째, 귤이나 오렌지

귤과 오렌지에는 비타민C가 많이 함유되어 있다. 감기를 예방하고 스트레스를 풀어 주며 상처를 빠르게 회복시킨다. 또한 혈액 응고를 억제해 주고 바이러스와 세균의 침입을 막아 주며 단백질 결합을 도와준다. 또 인체의 괴혈병, 염증성 질환을 막아 준다.

디톡스 시 귤과 오렌지를 사용할 경우 몸이 상쾌하고 피로가 빨리 사라지는 경험을 할 수 있다.

세 번째, 딸기

딸기는 비타민C의 보고이다. 비타민C가 사과의 10배, 레몬의 2배가량 함유되어 있으며 특히 노화 예방에 효과적이다. 또 피세틴(Fisetin) 성분이 뇌신경 신호 전달을 활발하게 하여 기억력 향상에 큰 도움이 된다.

딸기 속의 비타민은 면역력을 강화시켜 주고 각종 질병 예방에 도움이 된다. 호르몬을 조절하고 부신피질 기능을 활발하게 하여 피로 회복과 체력 회복에도 효과적이다.

또한 안토시아닌(anthocyanin) 성분이 함유되어 있어 시력을 보호하고 안구질환 예방과 치유에 도움이 된다. 섬유질과 펙틴 성분은 장운동을 촉진하여 변비 예방에 도움이 되며 엽산과 마그네슘 등 미네랄이 풍부해서 탈모를 예방하는 데에도 도움이 된다.

특히 위가 좋지 않은 분들은 딸기로 디톡스를 해도 좋다. 딸기에 포함된 루테인(lutein) 성분은 산화 방지와 항산화 기능을 하여 위산으로 인해 위벽이 손상되는 것을 막아 주며 딸기의 알리직산은 암세포의 세포 자살을 유발하여 각종 암세포 생성 억제에도 도움이 된다.

네 번째, 사과

디톡스 시 사과를 사용하는 경우도 좋다. 사과는 100g당 약 56kcal이며 보통 사과 한 개의 무게가 230g 정도이므로 사과 한 개를 약 130kcal

로 볼 수 있다.

사과는 소화가 아주 빠르게 되는 과일이며 수분이 많아 해독 작용으로도 완벽한 과일 중 하나이다.

사과의 섬유질은 포만감을 주어 체중 조절에 특별한 도움을 주며 소화를 돕고 콜레스테롤을 낮춰 주어 혈액 순환을 원활하게 해 준다.

사과에 함유된 폴리페놀 성분은 인슐린 생성에 중요한 역할을 하는 췌장의 베타 세포를 보호한다. 또한 껍질에 풍부하게 들어 있는 케르세틴(Quercetin)이라는 항산화 성분이 면역 체계를 활성화하는 데 도움을 주어 면역력을 올릴 수 있다. 중요한 것은 반드시 껍질째 섭취해야 한다는 것이다.

특별히 사과가 가지고 있는 플라보노이드는 담즙 생산을 자극하여 해독 과정에 기여하며 펙틴이라는 섬유질은 혈액 속 중금속과 기타 노폐물들을 제거하는 데 도움을 주기도 한다. 그래서 사과를 사용해서 디톡스를 하면 체내 노폐물이 배출되고 간, 신장, 피부의 해독 기능이 좋아지게 된다.

단, 사과의 산으로 인해 위장이 불편한 분들은 다른 과일로 대체하는 것이 좋다.

다섯 번째, 감

사과나 포도, 오렌지의 산 때문에 고생하는 분들은 감으로 디톡스를 하는 것도 좋다. 비타민C가 많이 들어 있는 알칼리성 식품이며 영양가도 높다. 감에는 특별히 탄닌산(Tannoid)이 들어 있어 설사와 배탈을 멎게 하고, 지혈 작용에 도움을 준다.

섬유질은 하루 권장량보다도 더 많이 들어 있고 비타민들도 풍부하다. 또한 미네랄도 풍부하게 들어 있어 해독 작용에 뛰어나다.

탄닌과 플라보노이드, 카로티노이드 등 천연 식물성 화합물들은 우리 몸에서 항산화제로 작용하며 산화스트레스가 일으키는 다양한 문제들을 해소한다.

가을철 감을 자주 먹게 되면 감의 칼륨 성분에 의해 혈압이 낮아지고 콜레스테롤 수치가 낮아져 심혈관 질환에 큰 도움이 된다.

또한 염증이 많은 분들에게도 도움이 되고 비타민들에 의해 시력 향상에도 좋다.

디톡스 시 감과 배 혹은 감과 바나나를 함께 먹어도 좋다.

여섯 번째, 배

배는 발암 물질 1군을 해독하며 암 예방에도 도움을 주는 아주 좋은 과일이다. 수분 함량이 85~88%나 되어 다이어트 식품으로도 매우 훌륭하다.

배는 해독 과일이라고 보아도 무방할 정도로 탄 음식, 흡연, 탄화수소 해독에 도움이 되고 암 예방에도 도움이 되는 식품이다. 탄화수소는 주로 고온에서 튀기는 과정을 통해 생성되는데 발암 물질로 봐도 될 정도로 인체에 매우 해로운 물질이다.

열이 많고 기침이 많은 증상 완화에 도움이 되고, 갈증이 있을 때에 갈증 해소에도 큰 역할을 한다. 물론 껍질째 섭취해야만 한다. 그래야만 플라보노이드 성분을 섭취할 수 있게 된다.

변비 예방과 회복에도 도움을 주는데 다량의 섬유질이 장운동을 촉진시킨다. 특히 배의 루테올린(Luteolin) 성분은 가래, 기침, 기관지 건강에 큰 도움이 된다.

일곱 번째, 바나나

좀 더 든든하고 속 편하게 디톡스를 원하는 분들은 바나나를 선택해도 좋다. 물론 바나나가 처음에 맞지 않은 분들은 다른 과일을 선택하도록 한다. 바나나는 장운동에 도움이 되는 과일 중 하나이다. 펙틴은 장의 연동 운동을 촉진하여 장 속 나쁜 물질을 체외로 배출시키는 데 도움이 된다.

눈 밑이 떨리거나 불면증이 있는 분들에게 바나나의 마그네슘은 큰 도움을 주는데 긴장된 근육을 풀어 주고 몸을 편하게 도와준다. 또한 트립토판(Tryptophan)은 멜라토닌 생성을 도와 숙면을 취할 수 있도록 도움을 준다.

바나나의 칼륨 성분은 산과 알칼리의 균형을 유지시켜 주고 세포 내액과 외액의 전해질 역할을 하고 몸속 수분의 균형을 유지시켜 준다.

디톡스 할 때는 바나나 두 개나 세 개 정도 섭취가 적당하며 다른 단 과일류와 함께 먹는 것도 괜찮다.

여덟 번째, 복숭아

과일 중 니코틴을 제거하는 강한 해독 작용을 한다는 복숭아도 디톡스 과일로 아주 좋다. 알칼리성 식품으로 면역력에도 매우 좋은데 껍질의 해독 작용은 몸속 독소를 제거하는 데에 큰 역할을 한다. 다양한 영양소, 비타민 종류들, 효소, 미네랄 등은 눈 건강, 소화 촉진, 피로 회복에 도움이 된다. 특히 만성 피로가 있는 분들에게 복숭아는 뛰어난 피로 회복제 역할을 하기도 한다.

복숭아 1~2개 정도를 디톡스 시 섭취하도록 한다. 복숭아뿐 아니라 여름 과일인 자두나, 천도 복숭아, 살구 등의 과일도 디톡스를 위한 식품으로 훌륭하다.

이외에 파인애플, 망고, 수박, 토마토, 대추 등 다양한 과일들로 디톡스를 할 수 있는데, 몸속 노폐물을 해결하는 데 아주 큰 도움이 된다.

디톡스 시 가급적 단 과일과 신 과일을 나눠서 섭취하는 것을 추천한다. 단 과일에는 바나나, 배, 감 등이 있고, 신 과일에는 사과, 포도, 귤, 오렌지 등이 있다.

물론 위장 상태가 심하게 나쁘지 않다면 어떤 과일을 같이 섭취해도 문제가 되지 않으나 소화력이 좋지 않은 분들은 가급적 따로 섭취하도록 하고 한 끼에 여러 가지 과일을 섭취하기보다는 1~2가지로 제한하는 것이 좋다.

위장이 약해서 생것이 부담 되는 분들은 익혀서 섭취하는 것을 추천한다. 사과탕, 배탕, 대추탕 등 익혀서 먹으면 속도 편하고 매우 좋은데, 단, 너무 과하게 먹지 않도록 주의한다.

소화력이 약해서 과일을 잘 못드시는 분들을 위해

- 과일을 차게 먹지 않는다.
- 너무 신과일은 피한다.
- 과일을 끓여서 먹는다.
- 채소가 없는 식사에서 과일 조금과 빵이나 떡 등을 함께 먹는다.
  (점점 과일 양은 조금씩 늘려줄 수 있다)
- 과일 섭취량이 적은 경우 꿀이나 화분을 먹어준다.
- 위장의 회복을 위해 규칙적인 식사를 한다.
- 위장의 회복을 위해 매일 올리브유를 한 스푼 혹은 두 스푼 섭취한다.

레몬 디톡스

레몬은 인체에 매우 유익한 과일이다. 레몬을 그대로 먹을 수 없다는 단점 외에는 아주 좋은데 100g당 31kcal 정도이고 다른 과일에 비해 비교적 당분은 적다. 100g 기준으로 볼 때 단백질은 1.4g, 비타민C는 70mg, 칼슘 55mg, 칼륨 120mg, 나트륨 4mg이며 그 외 영양소들이 풍부하다.

레몬은 구연산 즉 시트르산이 많아 결석을 방지한다. 레몬이 특히 신장에 좋은데 신장에서 형성된 작은 입자가 신장 내부나 요도에 존재하는 매우 흔한 증상인 결석을 방지 혹은 제거하는 데에도 도움이 되는데 구연산이 감귤류와 채소에도 포함되어 있고 약한 유기산 레몬과 라임에 가장 많이 함유되어 있다. 그리고 레몬은 항응고제로도 사용된다.

레몬의 항산화 물질은 노화를 방지하는데 피부 재생, 피부 탄력에 도움을 준다

암이 있는 분들에게는 비타민, 레모네이드, 플라보노이드의 성분들이 암세포의 생성을 막아 주는 역할을 한다.

레몬은 천연 항생제로도 손색이 없는데 감기를 예방하고 살균 작용, 세균 감염 방지, 바이러스 감염을 막고 면역력을 강화시킨다.

특별히 다이어트에 좋은 이유는 펙틴이 풍부하게 들어 있으며 식욕을 촉진하는 호르몬 분비를 완화시켜 식욕을 억제하는 데 큰 도움이 되기 때문이다. 레몬은 소화 작용에도 좋다. 신진대사에 좋기 때문에 몸을 건강하게 하고 간의 담즙 생성을 활성화시킨다. 레몬은 가끔씩만 먹어도 소화에 도움이 되는 물질이 많이 나오게 하며 우리 몸을 산성에서 알칼리로 바꾸는 데에도 큰 역할을 한다.

또한 소화관, 혈관, 림프 등 우리 몸의 구석구석을 청소하는 역할을 하기도 한다.

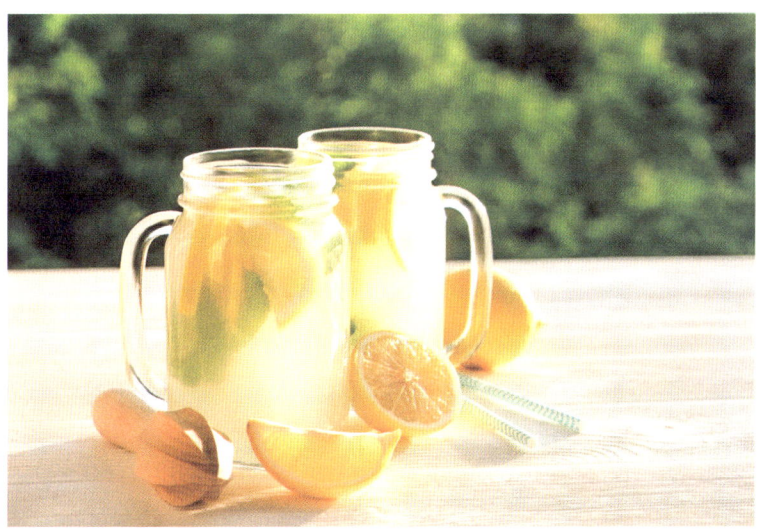

레몬은 너무 많이 혹은 오래 먹지 않아야 하는데 레몬을 오래 먹게 되면 오히려 소화관에 문제가 발생할 수 있다. 위염이 생기는 경우도 있고 산이 많아 치아에 해로울 수도 있다. 몸이 마른 분들은 최대한 적게 그리고 짧은 기간 동안 먹어야 하며 채소와 섞어서 먹는 것은 반드시 피해야 한다.

레몬으로 디톡스를 하는 방법은 레몬을 잘 씻어서 반을 자른 뒤 안에 있는 과즙을 물에 희석해서 섭취하는 것이다. 이때 씨앗은 빼주는 것이 좋다.

1일 섭취량이 정해져 있지는 않지만 하루에 약 반 개~1개를 섭취하는 것이 좋다. 레몬 디톡스를 위해서는 하루 세 번 나눠서 섭취하되 혹 꿀물 디톡스를 하는 경우 꿀이 잘 맞지 않는 분들은 레몬을 꿀과 희석해서 마시는 것도 좋다.

레몬수를 만들어 마시는 방법은 레몬 1개를 썰어서 물 1L에 우려내서 마실 수 있는데 전날 저녁에 만들어 놓고 다음 날 하루 동안 마시면 된다.

또한 레몬을 꿀병에 절반 정도 넣고 나머지에 꿀을 부어서 며칠 지난 후 물에 타서 마셔도 좋다.

소금 디톡스

소금은 모든 생명체에 필요한 필수 식품이다. 소화 작용, 호르몬 작용, 면역 작용에 필수이며 주성분은 염화나트륨이다. 세포는 세포 외액이라는 액체 안에 떠 있는데 소금은 세포 외액에서 세포가 파괴되지 않도록 도와준다.

소금은 소화에 큰 역할을 담당할 뿐 아니라 뇌에 자극을 전달하여 전기를 일으키는 중요한 역할을 하기도 한다. 아무리 좋은 음식이라고 해도 소금이 없이는 소화가 될 수 없다. 소화 작용에 소금은 반드시 필요한데, 좋은 소금을 잘 선택해서 먹는 것이 중요하다.

체내에 수분이 증가하면 소변이나 땀을 통해 수분을 배출시키게 되는데 이것을 일정하게 유지하고 탈수나 부종을 막아주는 것 역시 소금이 하는 역할이다.

일반적으로 병원에서는 염분 섭취를 제한하지만 그보다 더 위험한 것은 극단적으로 소금을 제한하는 것이다. 이것은 오히려 건강을 망칠 수도 있다.

병원에서는 보통 인체의 0.9%의 염분 함유량과 동일한 0.9%의 생리식염수를 제공한다. 병원에서도 소금이 희석되어 있는 물을 사용하듯이 소금이 무조건 나쁘다고 하는 것은 타당하지 않다.

미네랄이 부족한 소금은 당연히 제한해야 한다. 인체에 소금이 부족할 경우 인체는 무기력해지고 감염성 질환이나 혈액 자체의 문제로 여러 질환에 노출될 수 있다.

소금은 인체 내에서 질병과 싸움을 하는 백혈구를 건강하게 하여 면역시스템을 강화시키는 역할을 한다. 필요한 양보다 염분이 부족해지면 식욕이 감퇴되고 위액의 주성분인 소금의 부족으로 인해 위액이 충분히 만들어지지 않게 된다.

인체의 pH(산도)는 보통 7.4인 약 알칼리를 유지한다. 산도를 유지함으로 바이러스균, 감염균이 인체 내에서 활동하는 것을 억제하는 역할을 하게 된다.

병원에서 링거 주사를 맞을 때 생리식염수는 0.9%의 염도로 희석되어 있다. 우리 몸의 염도 역시 이 수치를 유지해야 건강하다.

소금 없이 혈액이 만들어지지 않는다.
소금에는 인체에 필요한 미네랄, 즉 아연, 철, 칼슘, 칼륨, 마그네슘 등 인체에 필요한 미네랄들이 다량 함유되어 있으며 생명 유지에 필요한 삼투압 현상을 일으킨다.

나트륨은 삼투압 작용을 통해 인체의 수분을 일정하게 유지한다. 세포 외액의 주요 양이온인 나트륨이 적어지면 신장으로부터 항이뇨호르몬 분비를 감소시켜 소변의 배출을 증가시켜서 균형을 유지하는 역할도 하게 된다. 반대로 나트륨이 증가하면 체내 수분은 배출되지 않는다. 이때 과일이나 채소 섭취를 통해서 칼륨 섭취가 증가하면 수분 배출이 촉진된다. 나트륨과 칼륨의 균형이 잘 유지되어야 탈수나 부종을 막을 수 있다.

엄마 뱃속의 태아를 감싸고 있는 양수는 소금물로 되어 있으며 농도는 1.2% 정도 된다. 태아를 다른 병균으로부터 막아 주는 것이 양수인데 이 양수가 소금물이라는 것을 생각하면 생명 유지와 보호에 소금이 얼마나 중요한 것인지 깨달을 수 있다.

소금을 충분히 섭취하면 인체 내 부패 작용을 막고 혈액을 산화로부터 방어해 주며 깨끗하게 유지할 수 있다.
추위를 많이 타는 분들에게는 체온 조절에 큰 도움을 주고 혈액의 산성을 알칼리로 바꿔 주는 것 역시 소금이다.

소금에 대한 부정적 견해는 잘못된 연구 결과에서 만들어졌는데 메너리 박사의 이 이론은 잘못된 실험에서 비롯되었다. 실험 내용은 다음과 같다.

10마리의 쥐에게 평소보다 훨씬 많은 양의 소금을 섭취시켰다. 6개월 간 이 실험이 지속되었고 그중 4마리가 고혈압에 걸렸다. 이 실험 결과를 통해 소금과 고혈압의 상관관계가 널리 알려지기 시작하였다.

그런데 문제는 쥐에게 섭취하게 한 소금의 양을 비례적으로 사람에게 적용하면 약 200~300g 정도나 되는 엄청 많은 양이었다는 것이다. 이는 먹기 불가능한 양이다.

아무리 좋은 것이라도 과한 섭취는 부작용을 만들기 마련인데 그렇게 많은 양의 소금을 먹였다는 것은 바른 결과를 이끌어 내는 실험 방법이 아니었다고 할 수 있다.

그리고 또 주목할 것은 그렇게 많은 양의 소금을 섭취했음에도 불구하고 고혈압에 걸리지 않은 쥐가 6마리나 된다는 것이다. 결국 이 결과는 유도한 결과와는 반대로 소금과 고혈압이 과연 관련이 있을까? 라는 의문이 들게 만든다.

좋은 소금을 물에 희석해서 잘 마시는 것만으로도 디톡스가 된다. 세계 보건기구에서는 하루 소금 권장량을 5g 정도로 제한하고 있는데 사실 제한을 받아야 하는 것은 소금이 아니라 당분, 지방, 단백질이다.

인체 내에 소금이 부족해지면 심각한 문제가 발생하게 된다.
암에 걸리게 되면 소금 섭취량을 줄여야 한다고 하지만 그렇지 않다. 암 환자가 소금 섭취량을 줄이게 되면 인체는 체내의 염도를 맞추기 위해 뼈나 다른 곳에서 염분을 가져와 균형을 유지하려 하기 때문에 뼈는 점점 약화될 수밖에 없다.

나트륨 부족은 몸을 산성화시키고 식곤증의 원인이 되기도 한다. 인체 장기 중 소금이 충분한 곳은 암에 잘 걸리지 않는다. 사실 소금보다는 설탕 섭취를 주의해야 한다.

정리하자면 소금 부족은 감염, 염증성 질환, 소화불량, 피로감, 의욕 상실, 면역력 저하 등을 가져올 수 있기 때문에 반드시 피해야 한다.

소금의 종류는 아주 많다. 천일염, 가공염, 암염, 해양 심층 소금 등이 있고 천일염을 가지고 만든 정제염이나 구운 소금, 죽염, 용융 소금 등 매우 많이 있다. 그런데 가장 좋은 소금은 바닷물로 만들어진 소금이다.

좋은 소금을 고를 때 알아야 할 상식

미네랄이 풍부해야 한다.

나음에서 사용하는 해양 심층 소금은 미네랄이 풍부하다. 99%의 나트륨을 가진 정제염과 비교할 때 해양 심층 소금은 나트륨이 24% 정도 함유된 저염 소금이다. 그리고 마그네슘 함량은 수백 배 많고 칼슘, 칼륨의 함량도 비교할 수 없을 정도로 많다.

미네랄이 균형 진 소금, 즉 바닷물을 가지고 그대로 만든 소금이 가장 좋은 소금이다.

깨끗한 원료로 만들어져야 한다.

원료가 깨끗하지 않으면 결과물이 좋을 수가 없다. 한국의 해양 심층수는 연안에서 5km 떨어진 곳에서 바다 속 600m 아래의 수심에서 끌어다 만들어지는 깨끗한 물로, 공장의 폐수나 생활 폐수로부터 안전한 물이다. 이렇게 깨끗한 바닷물이 소금의 원료가 되어야 한다.

바다 200m 아래에는 태양광이 들어갈 수 없다. 즉 식물성 플랑크톤이 생존할 수 없다는 것이다. 이것은 굉장히 깨끗한 소금이라는 뜻이기도 하다.

일본에서는 해양 심층수를 5년 동안 매일 500톤 정도 취수하였는데 여과 장치에 걸린 침전물의 총량은 1L 정도도 되지 않았다고 한다. 그에 반해 일반 해수의 경우는 1주일만 여과 장치를 사용해도 필터가 막혀서 사용할 수 없었다고 한다. 이것은 해양 심층수가 일반 해수에 비해 수백 배의 청정성을 가지고 있다는 것을 증명한 것이다.

심층수는 온도가 매우 낮다. 온도가 낮아 아래로 가라앉게 된 심층수는 바다 심층을 따라 지구 규모로 순환한다. 깊은 바다 해저를 따라 흐르면서 표층의 물과 섞이지 않는데 학자들은 윗물이 아래로 내려가는 데에는 수천 년이 걸린다고 한다. 즉, 위에서 오염된 물이 깊은 아래로 내려가는 데에는 오랜 시간이 걸리게 되고, 그 사이 자체 정화 과정을 거치기 때문에 심층수가 오염될 가능성은 매우 희박하다는 것이다.

제조 과정도 중요하다.

제조 과정에 이물질의 혼입이 없어야 한다. 일반적인 염전의 환경과 비교할 때 해양 심층수는 디톡스용으로 사용할 만큼 깨끗한 물이다. 소금의 부식력 때문에 소금을 제조하는 과정 중 설비나 도구의 부식을 주의해야 하는데 이런 것들이 엄격한 기준 가운데 제조되는 소금이어야 한다.

좋은 소금은 용해도가 좋다.

미네랄 소금은 음식이나 물에 넣었을 때 빠르게 녹는다. 음식 맛도 살리지만 디톡스 시 인체에 흡수력도 매우 빠르다.

소금물로 디톡스를 하는 경우 인체의 탈수 증상을 막을 수 있다. 디톡스로 인해 기력이 떨어진다고 하는 이유는 당분의 부족과 염분의 부족, 이 두 가지로 볼 수 있는데 소금이 부족한 디톡스는 장기적으로 할 수 없다.

디톡스를 할 때 소금 사용 방법은 간단하다.

미지근한 물 500cc에 소금 3g 정도를 희석해서 마시면 된다. 가장 기본적으로 3g을 사용하는데, 디톡스를 할 때 하루에 6~9g까지 사용해도 좋다.

그러나 한번에 많은 양을 마시는 것은 피하도록 한다. 오전에 3g, 오후에 3g을 희석한 소금물을 마시는 것이 가장 이상적이다. 디톡스 중에는 식사를 하지 않기 때문에 9g 정도까지 섭취해도 괜찮다.

관장을 위해서 평소보다 짜고, 더 많은 양을 섭취하는 것은 무리가 되지 않지만 지속적으로 마실 때에는 한 번 마실 때 두 모금씩 나눠서 마시는 것이 좋다.

위가 약하거나 소금물을 처음 드시는 분들은 한 모금씩 천천히 나눠서 마시는 것이 좋다. 디톡스 시 지속적인 소금 섭취는 인체 독소를 해독하는 가장 좋은 방법 중 하나이다.

혈액이 산화된 경우 하루 6g 이상의 소금을 물에 타서 마시면 며칠 만에도 혈액의 산화가 바뀌는 것을 관찰할 수 있다.

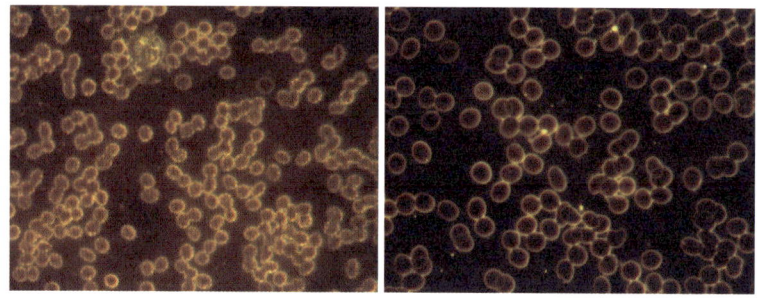

김○○ 혈액의 산화가 바뀐 상태

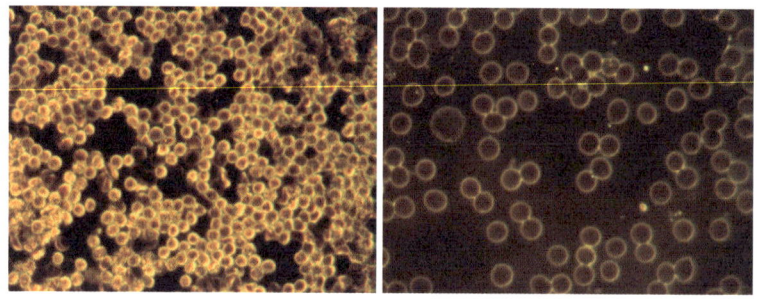

장○○ 혈액의 산화가 바뀐 상태

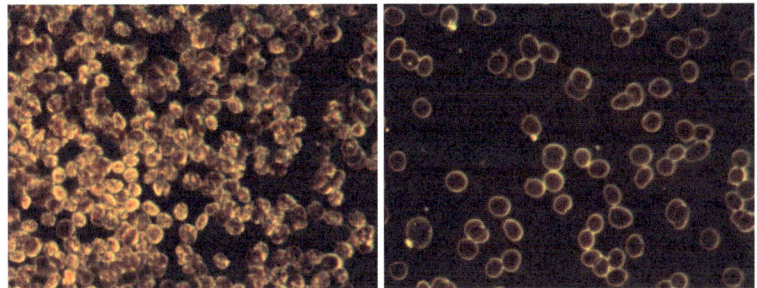

조○○ 혈액의 산화가 바뀐 상태

왼쪽 사진들은 혈액이 산화된 모양이다. 대부분 동글동글해야 하는데 산화된 혈액들은 뾰족하게 테두리가 변화되어 있는 모습이 보여진다. 산화된 형태의 혈액은 세균이나 바이러스 혹은 노폐물 처리에 약하기 때문에 질병에 걸리기 쉬운데 주로 스트레스가 많은 경우 만성피로가 있는 경우 잠을 잘 자지 못하는 경우, 아토피나 알레르기 체질을 갖고 있는 사람들에게서 나타나는 혈액 상태이다.

물 디톡스

디톡스를 할 때 물을 마시지 않는 사람들이 있다. 완전 단식을 하거나 혹은 물을 적게 마시는 경우들이다.

이렇게 물을 마시지 않고 디톡스를 했을 때와 충분한 물을 마시면서 디톡스를 했을 때 혈액의 변화를 현미경을 통해 관찰한 결과 확연한 차이를 확인할 수 있었다.

7일간 디톡스를 했던 한 젊은 여성분이 있었는데, 7일 동안이나 단식을 했음에도 혈액의 변화가 생각보다 많지 않았다. 상담 결과 물을 적게 마신 것이 다른 참가자들과의 가장 큰 차이점이었다. 다른 참가자들은 충분히 물을 마시면서 디톡스를 했기 때문에 훨씬 더 빠르고 깨끗하게 혈액이 바뀐 것을 확인할 수 있었다.

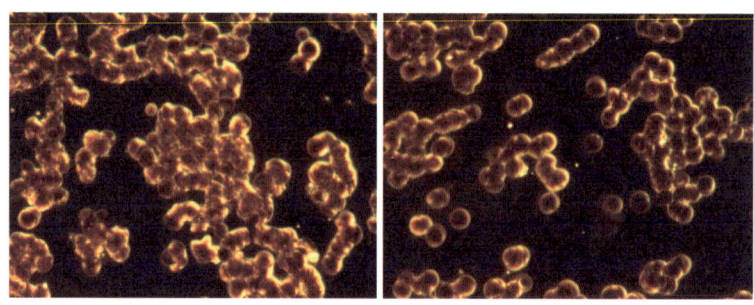

김○○ 혈액 관찰 및 비교

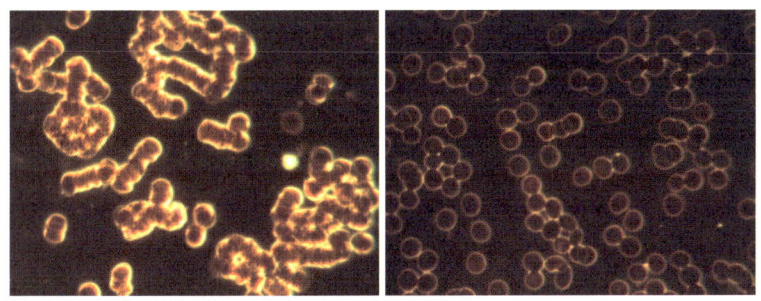

정○○ 혈액 관찰 및 비교

김○○ 님은 디톡스 중 물을 적게 마셨고 정○○ 님은 물을 많이 마셨다. 물 마시는 양에 따라 혈액이 바뀌는 것이 달라진다.

물과 함께 노폐물을 해독하는 기관은 바로 신장인데, 길이10cm, 넓이 5cm, 두께 3cm인 이 작은 신장이 하루에 180L나 되는 많은 양의 물을 거르는 일을 한다. 비록 크기는 작으나 신장 하나당 사구체는 100만 개 정도이며 180L의 양이면 분당 약 100cc가량의 물을 걸러 낸다고 할 수 있다. 약 3~4L의 혈장을 매일 60회가량 씻어 낸다는 것인데 물론 모든 물이 체외로 빠져나가는 것은 아니다. 대부분 흡수되고 1.5L 정도의 양만 소변으로 빠져나간다.

디톡스를 할 때에는 많은 물이 필요하다. 충분히 마셔 주지 않으면 인체 내의 청소가 잘 되지 않는다. 평상시에도 마찬가지지만 디톡스를 한다는 것은 특별히 몸속 노폐물을 제거하기 위한 행위인데, 이때 충분한 물이 몸에 들어오지 않으면 노폐물이 제거되는 데에 어려움을 겪거나 더 오랜 시간을 필요로 할 수 있다.

뇌, 신장, 대장, 간 등 각 해독 기관은 충분한 물을 사용해서 해독 작용을 할 수 있다. 단식으로 인해 소화 작용에 수분이 사용되지 않기 때문에 대부분 노폐물, 즉 독소를 걸러 내는 데 사용될 수 있다. 그래서 디톡스 시 충분한 수분 섭취는 노폐물 제거에 큰 도움이 된다.

디톡스 기간 중 마시는 물의 양은 물을 마시고 난 뒤 30분 만에 소변을 보러 가지 않을 정도로 마셔야 한다. 평상시에 체중 1kg당 30ml를 마셨다면 그보다 약 2배 정도를 마시면 좋다.

예를 들어 체중이 50kg인 경우)
체중(kg) X 30ml의 공식에 의해
50kg X 30ml = 1500ml, 즉 1.5L를 마셨다면

단식을 하는 경우에는)
평소 하루 섭취 물 양의 2배
1.5L X 2 = 3L

즉, 약 3L 가까이 마시면 좋은데 이때 섭취량은 꿀물, 프로폴리스물, 소금물 등 모든 수분 섭취량이 포함된 것을 말한다.

활동하는 낮 시간에 더 많이 마시게 되는데 사실 몸은 아침에 일어났을 때 가장 많은 양의 물을 필요로 한다. 물론 한꺼번에 너무 많은 양의 물을 마시면 위장, 신장에 부담이 될 수 있으니 조금씩 나눠서 자주 천천

히 마시도록 한다.

속이 답답하다고 찬물을 마시면 절대 안 된다. 얼음물이나 차가운 물은 무조건 피하되 신선한 물을 마셔야 한다. 가장 좋은 물 섭취 방법은 미지근한 물, 즉 체온과 비슷한 물을 마시는 것이다.

디톡스 중에는 물을 자유롭게 마셔도 되지만 야간뇨가 있는 분들은 저녁에는 적게 마시는 것이 좋다. 잠자기 전 많은 양의 물을 섭취하면 잠자는 동안 화장실에 오가느라 숙면에 방해가 될 수 있기 때문이다.

정수기 물은 디톡스 시 좋지 않다. 특히 디톡스 시에는 미네랄이 부족하지 않은 물을 선택해야 한다. 자화활수기의 물, 정수 필터 중 1번 필터를 거쳐 나온 물, 좋은 생수, 좋은 질의 지하수, 만약 여건이 되지 않는 경우라면 수돗물을 끓여서 사용하는 것도 괜찮다.

프로폴리스 디톡스

프로폴리스는 벌들이 식물에서 자신들의 건강을 지키기 위해 수집해 가져오는 자연 물질이며 주로 어린잎이나 나무 진액 등에서 얻어진다. 병원에서 사용되는 항생제가 염증과 균을 억제시킨다면 프로폴리스는 자연에서 얻어진 천연 항생제, 천연 항암제, 천연 항산화제, 천연 항균제 라고 말할 수 있다. 이미 프로폴리스의 항생 작용은 전 세계적으로 매우 유명하다.

약물 항생제는 건강에 유익한 균과 유해한 균, 모두의 증식을 억제한다. 장기간 복용할 경우 장 건강에 유익한 유익균, 유산균 등도 사라지게 된다. 또한 지속적인 약물 사용으로 몸에는 내성이 생기고 장 기능은 점점 약해지고 만다.

천연 항생제인 프로폴리스는 플라보노이드(Flavonoid)라는 유익균의 증식은 촉진하면서 대장균, 포도상구균 등의 유해균의 증식은 억제한다. 그래서 프로폴리스의 지속적인 섭취를 통해 대장 내의 유산균 증식이 촉진되고 장이 건강해진다.

대부분의 사람들이 섭취 가능하고 1일 기준으로 약 16~17mg의 플라보노이드를 섭취하는 것을 권장한다.

물론 체중, 체질, 질병에 따라 조절이 가능하다.

그리고 일반적으로 플라보노이드는 혈중 반감기가 약 1~2시간 정도로 짧다. 그래서 한번에 많은 양을 섭취하기보다는 나눠서 자주 마셔 주는 것이 좋다.

세균 활동을 억제시키기 때문에 각종 구강 질환에 사용하면 큰 효과를 얻을 수 있으며 자주 마시면 좋다. 잇몸에 염증이 있는 경우 프로폴리스를 면봉에 찍어서 염증 부위에 발라 주면 좋고 염증이 심한 경우 프로폴리스를 권장 섭취량보다 2배 늘려서 섭취해 주는 것도 괜찮다.

암이 있는 분들에게도 좋다. 방사선, 항암 치료를 한 분들은 한 시간 간격으로 조금씩 1일 4~7회 나눠서 섭취하는 것이 좋다. 만약 통증이 있다면 통증 부위에 마시는 프로폴리스 희석액을 스킨처럼 발라 주는 것도 아주 좋다.

관절염이 있는 분들의 경우 하루 권장 섭취량보다 더 많은 양을 여러 차례 나누어 섭취하면 좋고, 프로폴리스를 관절 부위에 발라 주는 것도 아주 좋다.

특히 중이염이나 염증에 최고의 효과를 볼 수 있는데, 일시적 명현반응이 일어날 수도 있다.

각종 질병에 사용하면 좋은데, 만약 위염이 있다면 처음 섭취할 때 꿀물에 타서 먹으면 거부감을 덜어 낼 수 있을 것이다.

꾸준히 섭취하면 위염, 위궤양, 대장염 등에도 큰 효과를 얻을 수 있다. 특별히 감염 환자분들, 혹은 감기나 바이러스, 세균에 감염된 분들의 경우 좀 더 많은 양을 섭취하도록 한다. 처음 며칠간은 정량을 섭취하되 조금씩 늘려 나가는 것이 좋다.

디톡스 시 1일 권장량의 프로폴리스를 물에 희석해서 마시면 좋다. 감기나 염증이 심한 분들은 물 2L에 프로폴리스 하루 권장량을 희석하여 수시로 섭취하면 빠르게 효과를 볼 수 있다.

만약 섭취하는 데에 거부감이 없다면 오전, 오후로 두 번 나눠서 마시고, 거부감이 있다면 처음에는 소량을 섭취하고 점점 양을 늘려 주도록 한다.

디톡스 시 프로폴리스 섭취는 몸속의 염증을 빠르게 배출시켜 주는 역할을 한다.

숯 디톡스

숯을 잘 사용하면 간 해독과 신장 해독에 큰 도움이 되며 몸속 노폐물이 해독될 수 있다.

숯의 가장 큰 효능 중 하나가 노폐물 처리인데 나무가 섭씨 600~900도의 가마에서 숯이 되면 미세한 구멍들이 생긴다. 눈에 보이지는 않지만 현미경으로 보면 아주 많은 미세한 구멍들을 볼 수 있다.

숯 1g에 약 90여 평의 구멍이 있다. 숯을 사용하면 미세한 이 구멍들에 세균과 노폐물이 들어가고 숯은 그것을 체외로 배출하는 역할을 한다.

숯은 6개의 탄소로 구성되어 있는데 전자가 자유롭게 다닐 수 있는 구조로 되어 있고 음이온 상태로 되어 있어 물질의 부패와 산화를 억제한다.

숯이 흡착하는 물질들은 아주 다양하다.

숯은 눈으로는 보이지 않지만 현미경으로 보면 미세한 구멍들이 아주 많다. 자료에 의하면 숯 1g에 약 90여 평의 구멍이 있다고 하는데 그

미세한 구멍들에 세균과 노폐물이 들어가고 인체는 그것을 배출하게 된다.

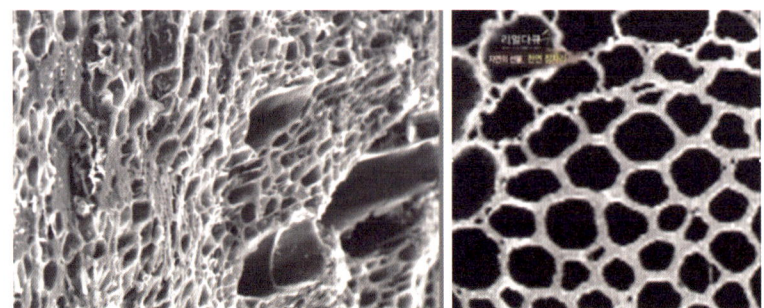

이미 세계적으로 숯의 효능이 입증되었다.

세계적으로 숯의 효능이 입증	
미국	소화관의 가스제거, 신장 치료, 신장투석치료, 약물중독 해독제, 진정제
캐나다	소화관의 가스제거, 신장투석치료, 중독 해독제
일본	설사, 소화관 내의 이상 발효 가스 흡착, 자가중독, 약물중독 해독, 신부전증 해독, 혈액정화치료제
러시아	급한 의약품 중독 시, 병이 위중할 때, 화학 약품 중독 발생 시, 위 내의 독극물을 긴급히 물질대사에서 제거할 때, 알코올 중독, 체했을 때, 비대한 췌장염, 결장염, 대장균 제거 시, 고혈압, 위장병, 알레르기성 민감 피부, 간 해독, 화상, 기관지염, 종합적 치료

또한 숯의 역사를 보면 그 효능이 매우 믿을 만하다.

인증된 숯의 역사	
기원전1550년	이집트의 파피루스에서 여러 종류의 숯이 의학용으로 사용
기원전400년	히포크라테스 시대-간질, 현기증, 빈혈, 탄저병의 치료에 이용
50년	플리니 시대에도 간질, 현기증, 탄저병에 사용
1739년	D.M.Kehis는 썩은 궤양의 나쁜 냄새를 제거하기 위해 숯을 외부적으로 사용했음
1777년	셀과 폰탄나에 의해 연구-숯이 가스를 흡착했다는 증거로 수은이 튜브로 빨려 올라간 것을 관찰
1785년	독일계 러시아 약사-숯을 설탕 정제와 악취 제거제로 사용
1793년	Karl hagan이 숯의 흡착성을 최초로 설명 / 이 연구가 1800년대부터 활발해지고 그 사례와 논문이 성공적 치료 효과 검증
1811년	불란서의 화학자 베르트랑은 동물의 비소중독을 차콜이 막아낸다는 것을 알아냄
1815년	1차 세계대전 독일군이 염소가스를 무기로 한 화학전에 연합군 측 숯을 이용한 방독면으로 이를 무력화함
1834년	미국의 Hort가 염화 제2수은 중독환자를 대량의 차콜 복용으로 생명을 구함
1845년	미국 약품 해설서에는 숯으로 치유되는 내과 문제 나열-임냄새, 내변악취, 썩는 궤양
1868년	약 중독에 의한 세포염 치료
1909년	습진이나 암의 치료제로 활용
1910년	이질, 콜레라, 장티푸스, 식중독에 사용
1930년	자궁내막염에 사용
1969년	미국의 시어즈 리벅사의 광고내용 "위장과 장의 질환과 소화불량, 가슴앓이, 위산과다, 위장의 가스제거, 계속된 트림, 입냄새, 모든 가스제거, 흡연 후 냄새제거에 willow 숯정은 사람들에게 큰 도움이 된다" 같은 시기 한 광고는 항 박테리아, 항기생충제로 등장
1980년	이후 숯의 안정성, 유효성, 무독성이 증명되었고 독극물과 약물, 공해물질, 농약의 흡착성에 대한 논문이 나오고 많은 사람들에게 알려지며 효과가 있는 것으로 알려지고 있다

숯의 효능들은 다양하다.

인체의 유해 가스를 제거하고 설사를 멈추게 한다. 위염, 위궤양, 장염에 효과적인데 소화가 안 될 때 섭취하면 큰 효과를 볼 수 있다. 간 기능이 좋지 않거나 간염이 있을 때, 황달, 혹은 만성 피로가 있는 경우 숯은 산 해독을 통해 몸을 건강하게 해 준다.

일상적인 생활에서도 농약, 제초제의 독을 분해하고, 알콜 분해, 흡연 해독, 벌레에 물렸을 때 사용하는 것도 좋고 의도치 않게 섭취되는 중금속을 제거하는 역할도 한다.

이 강력한 해독제인 숯을 디톡스 중에 사용해도 좋고, 식사를 하면서 2주 혹은 1개월가량 하루 한두 번 사용하게 되면 해독에 큰 효과를 볼 수 있다.

숯을 섭취하는 방법은 소화가 안 될 때는 식전 후 상관없이 즉시 섭취하면 되고, 염증이나 해독을 위해 섭취할 때는 공복에 섭취하는 것이 좋은데, 섭취 시 충분한 물과 함께 섭취해야 한다.

채식 디톡스

다양한 디톡스 방법 가운데 굶지 않고 식사를 하면서 디톡스를 하는 방법이 있다. 일반 식사를 하게 되면 몸속에 독소가 쌓이게 되지만 현미 채식을 올바르게 한다면 도리어 독소가 해독이 된다.

식사와 식사 사이의 간식을 피하고, 과식과 야식을 피한다면 밥을 먹으면서도 디톡스가 충분히 될 수 있다.

현미 채식만 잘 해도 혈액이 바뀔 수 있다.

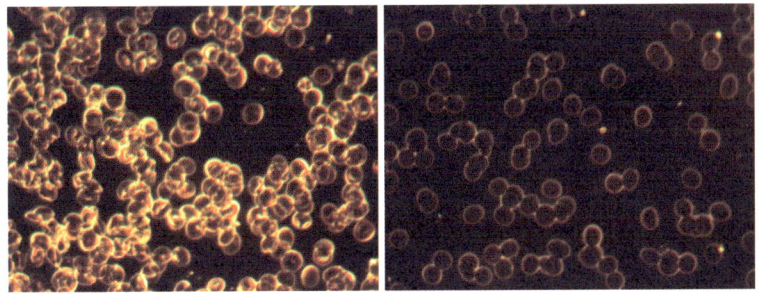

힐링여행 참가자 1 혈액 관찰 및 비교

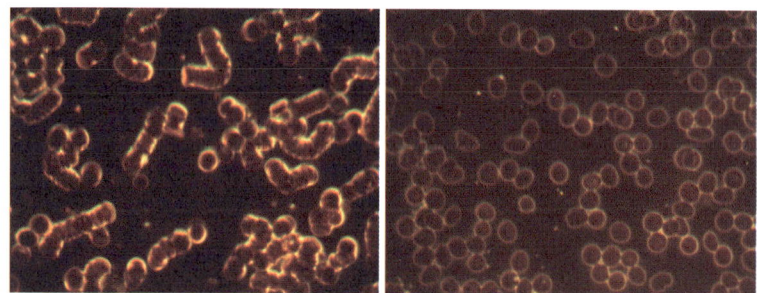
힐링여행 참가자 2 혈액 관찰 및 비교

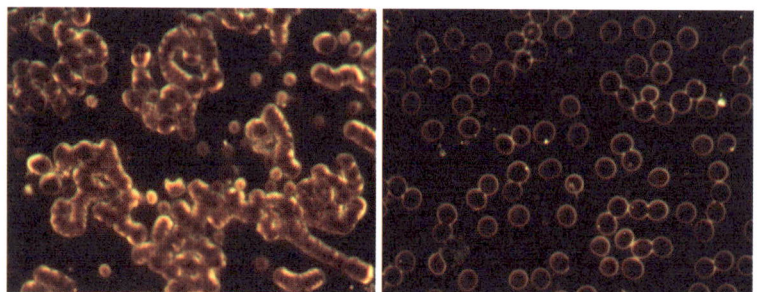
힐링여행 참가자 3 혈액 관찰 및 비교

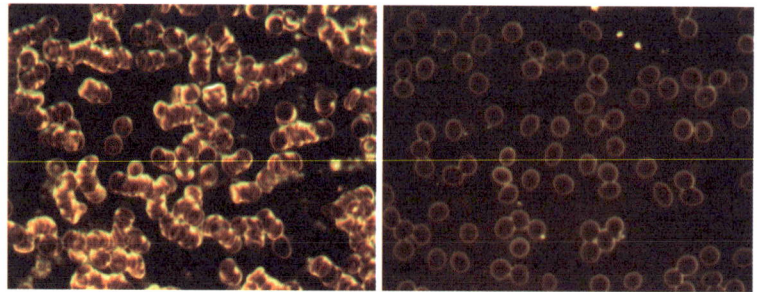
힐링여행 참가자 4 혈액 관찰 및 비교

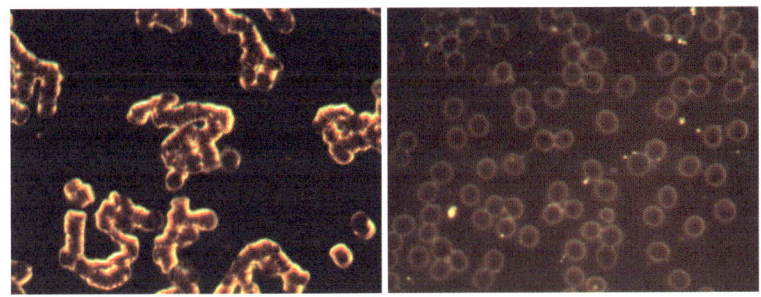

힐링여행 참가자 5 혈액 관찰 및 비교

　이 혈액들은 여행을 하면서 건강 교육을 받고 현미 채식을 한 후, 5일 만에 혈액이 바뀐 사례들이다.

　채식을 하면서 이루어지는 해독은 건강한 라이프스타일이 잘 실천되었을 때에 가능하다.

　채식을 하면서 디톡스가 될 수 있었던 것은 통곡류를 잘 섭취하였기 때문이다. 통곡류를 섭취할 때 충분히 씹어서 먹는 것이 중요하다. 왜냐 하면 이때 나오는 타액은 혈관을 청소하고 혈액을 깨끗하게 만들기 때문이다.

　몸을 청소하는 물질은 우리가 섭취하는 곡식과 채소, 과일과 견과류 등에 모두 포함되어 있다.
　곡식과 과일의 껍질 속에 있는 항산화 물질들, 채소의 항산화 물질, 비타민, 섬유질, 미네랄, 효소, 필수 지방산은 인체의 혈관, 혈액, 림프, 세포, 뇌, 간, 대장 등을 청소한다. 매일 음식을 먹는데 디톡스가 될 수 있는 이유는 바로 이러한 성분들 덕분이다.

먹으면서도 디톡스가 되고, 다이어트가 된다는 사실은 정말 반가운 소식이다.

먹으면서 디톡스가 되게 하려면 기본적으로 육식을 끊어야 하고 유제품, 생선, 우유, 계란, 가공 식품들을 금해야 한다. 또한 과식을 피하고 너무 다양한 음식을 한번에 먹는 것을 피해야 한다. 이렇게 단순하고 좋은 음식을 잘 선택해서 먹는다면 우리 몸은 디톡스가 될 수 있다.

채식만 했는데 혈압이 좋아지고, 염증 수치가 내려가고, 면역은 올라가며, 암이나 각종 질환이 자연 치유가 된 것은 이런 디톡스 식사를 하였기 때문이다.

MISSION 4

미션 4

디톡스의 효능 알기

몸에 좋은 것을 많이 먹는 것이 중요한 것이 아니다!
우선 독소부터 해결하자!

디톡스 효과를 본 사람들

유방암 말기

27년 전의 일이다. 유방암 말기인 한 여자분이 센터에 오게 되었다. 이미 온몸에 암이 퍼진 상태로 병원에서는 살 날이 약 10일 정도 남았다는 선고를 받고 온 상황이었다. 백월산 자락 청라면의 시골에 찾아왔을 때는 이미 선고받고 3일이 지나, 의사 예견대로라면 이제 생명이 7일밖에 남지 않은 시기였다.

음식을 먹을 수 없어서 기력이 쇠하고, 식욕도 없는 상태였다. 금식을 할 수밖에 없는 상황이었기에, 동의하에 7일 금식을 시작했다.

당시는 나음힐링센터라는 이름이 생기기 전이었고 우리 가족도 낡은 집에서 임시로 거주하고 있을 때라 방 두 칸의 아주 오래되고 낡은 집에서 부모님과 우리 두 형제가 각각 한 칸씩의 방을 사용하던 차에 오신 첫 번째 환우였다.

사실 당시 매우 어렸던 내가 보기에도 그분은 가망이 없어 보였다. 실제로 유방암이 전신에 퍼진 상황이라고 했고 겉으로도 유방부터 시작해서 복부와 임파까지 상상할 수 없을 정도로 매우 큰 크기의 암을 볼 수 있었다. 절망 가운데 찾아온 그분에게 부모님의 사랑과 기도와 함께 디톡스가 시작되었다.

얼마나 지났을까? 기력이 없고 아프고 힘들어서 쓰러질 것 같던 그분의 몸이 금식을 하면서 점점 살아나기 시작했다. 7일 디톡스를 마치고 점차 식사도 잘하게 되었고 잘 걷게 되었다. 사실 금식을 시작할 당시에는, 아예 식사를 못하는 상황이었다.

디톡스 중 장 청소도 하고 숯 찜질도 했다. 그리고 매일 숯을 복용했다. 디톡스가 끝나고 나서도 매일 숯 찜질과 숯 복용은 계속되었다. 너무 신기한 것은 그렇게 심했던 통증이 조금씩 줄어들기 시작했다는 것이다. 100m도 걷지 못했던 몸의 기력이 회복되어 조금씩 조금씩 걷게 되었고, 약 2주가 지난 후에는 산책도 하게 되었다. 그리고 나중에는 몇 km의 산책도 거뜬히 할 수 있게 되었다.

그분은 입소한 지 40일 만에 퇴소하였는데 퇴소할 당시에 그렇게 컸던 암이 거의 다 줄었었다. 대추씨만 한 크기의 무엇인가가 만져지는 것 외에 정상이 된 것이다. 사실 입소할 때만 해도 암이 너무 커서 한쪽 팔은 정상적으로 사용하지 못할 정도였는데 암이 줄어들면서 팔을 자유롭게 사용할 수 있게 되었다.

정말 기적이 아니고는 설명할 수 없는 일들이었다.

유방암 수술 전 암이 사라짐

　나음힐링센터의 디톡스 영상을 접한 분이 계셨다. 이분은 유방암 3기쯤 되셨는데 수술하려고 날짜를 잡아 놓은 상태였다. 유방암이 커지고 있있고 통증도 조금씩 오기 시작한 상황이었는데 디톡스 영상을 통해 혼자 집에서 7일간 디톡스를 하고 보식을 하셨다.

　7일 디톡스를 하는 중 장 청소도 하고 찜질도 하셨단다. 매일 긍정적인 마인드로 자연 치유를 했고 보식도 철저하게 하셨다.
　또 매일 숯 패치를 하루 두 번씩 붙였다. 그렇게 철저하게 영상에서 배운 대로 자연 치유를 한 후에 수술 날짜가 되어 병원에 갔는데 유방암이 사라진 것이었다.

　디톡스와 숯 패치의 효과였다고 생각이 된다.

심장 동맥경화

　나음힐링센터가(당시는 시온산 수양원) 부모님에 의해서 세워진 지 1년 만에 서울에서 연락이 왔다. 환우분의 자녀분이었는데 아버님이 심장 동맥 경화라는 질병이 있다는 것이었다. 알고 보니 환우분은 먼 곳에 계신 분이 아닌 바로 센터 초입 동네에 살고 있던 주민이셨다.

　자녀분의 권유로 입소하게 되셨는데 당시 불같은 성격으로 인해 동네에서나 가정에서 자주 화를 내는 것으로 유명한 분이었다.

  2주 디톡스를 예약하셨고 입소하자마자 7일 금식을 하게 되셨다. 처음에 강아지와 함께 산책을 가는데 괜히 강아지에게 화풀이라도 하듯 강아지를 발로 차기도 하고 아내분에게 심하게 화도 내셨는데, 금식을 며칠 하면서 성격에 변화가 생기기 시작하셨다. 그 불같던 성격이 사그라들게 된 것이다.
  또 어느 날은 금식을 하면서 장 청소를 하는데 딱딱한 덩어리들과 콧물 같은 물질들이 한가득 나왔다.
  그 후 컨디션도 좋아지고 식욕도 좋아지고 운동도 잘하게 되었다. 우려했던 걱정과는 달리 2주의 프로그램을 잘 마치고 퇴소를 하게 되었다.

  나중에 들려온 소식은 수개월 후에 다니시던 병원에서 전화를 받았는데 건강해졌다는 이야기를 듣고 많이 놀라셨다는 소식이었다. 시한부 판정을 받으시고 희망이 없던 순간, 해독 프로그램을 통해서 생명이 건강하게 연장되었던 것이다.

백혈병

  나음에 많은 백혈병 환우들이 오셔서 회복이 되셨다.

  한번은 13살, 어린 나이에 백혈병에 걸려 온 소녀가 있었다. 오랜 시간 이식을 대기하고 치료를 받으면서 기다렸지만 희망이 없는 상태로 입소하였다. 당시 1~2개월의 시한부 판정으로 상태는 매우 좋지 않은 상황이었다. 혈소판의 감소로 지혈이 잘 안되고 감기에 자주 걸리거나 열이 나는 등의 증상들이 있었다.

잦은 항암으로 인해 몸이 많이 상하고 머리가락노 다 빠진 상태보 입소했는데 입소하자마자 7일을 금식하게 되었다. 일반적인 상식으로 백혈구나 혈소판이 감소한 상황에서 금식은 다소 무리일 듯 생각하게 되는데, 오히려 망가진 면역 세포들을 건강하게 만드는 방법 중 하나가 디톡스라고 볼 수 있다.

한번은 금식 도중 센터 앞에 있는 오서산을 등산하고 내려오면서 나무에 걸려 넘어진 일이 있었다. 손에 상처가 생기면서 피가 흐르기 시작했고 모두 놀라서 어쩔 줄 모르는 상황이었다. 그때 손을 지그시 눌러 지혈이 되기를 소망하며 기다려 보았다. 근데 기적이 일어나게 되었다. 혈소판의 문제로 지혈이 잘 되지 않아 보통 병원에 가거나 응급실을 가야 했었는데 완벽하게 지혈이 된 것이었다. 그것을 본 동시에 우리 모두 갖고 있던 걱정과 근심이 치유의 확신으로 변하게 되었다. 그 후 몸이 점점 좋아지더니 3년 만에 완치 판정을 받고 지금까지 건강하게 살고 있다.

비만

한 여성분은 우울증과 위장 장애와 더불어 비만의 질병을 갖고 입소하게 되었다. 당시 체중이 80kg 정도로, 무조건 빠르게 살을 빼고 싶어하셨다.

먼저 7일간 금식한 뒤 7일을 보식했다. 체중이 약 5kg 정도 빠졌고 다시 7일 금식을 도전했다. 그때부터 살이 급격하게 빠지기 시작했다. 금식 7일과, 보식 7일을 한 뒤 과일식 3일을 했다. 이분은 한 달에 10kg 이상 빠졌고 그 뒤로 편하게 채식을 유지했는데 결론적으로 20kg이상 체중을 감량한 후 퇴소하셨다.

빨리 체중을 감량해야 하는 경우를 제외하고는 기본 디톡스를 한 뒤 천천히 살을 빼는 것이 건강에는 더 낫다. 어떤 경우는 6개월, 1년에 걸쳐서 천천히 빠지는 경우도 있다. 하지만 대부분 체중 감량은 한 달이 지나면서 빠르게 감소된다.

당뇨, 고혈압, 비만

13어 년 전 한 여성분이 몸이 아주 안 좋은 상태에서 입소하셨다. 체중이 100kg이 넘었고 수축기 혈압은 180mmHg 이상, 공복 혈당은 평균 300mg/dL로 사실상 시한부나 다름없는 몸 상태였다.

입소하자마자 과감하게 7일 금식과 보식을 했다. 이분 같은 경우는 7일 디톡스 과정 후 다시 한 번 3일 디톡스, 3일 보식을 했고 한 달 후쯤 7일 디톡스를 다시 한 번 하게 되었다. 그런 과정을 거친 후 혈당과 혈압에 변화가 오기 시작했고 체중도 감소하기 시작했다.

얼마 지나지 않아 모든 수치들이 정상이 되었고 체중도 50kg대 후반까지 빠졌다.

아토피 1

　30대 중반 한 남성분이 아토피로 입소하셨다. 징인어른의 밀기 암이 회복된 것을 듣고 추천받아 입소하셨는데 당시 그분의 피부는 정말 최악의 상황이었다. 진물이 나고, 딱지가 생기고, 가렵고, 잠을 못자는 등, 정말 지옥의 시간을 보내다가 시간을 내어 2주 프로그램에 가족과 함께 입소했다.

　입소 후 7일의 금식과 장 청소를 통해 혈액이 바뀌고 몸이 바뀌는 것을 경험하기 시작했다. 아토피 같은 경우 명현반응으로 인해 증상이 더 심해지는 경우도 있어서 먼저 말씀을 드렸다. 아니나 다를까 퇴소 후 명현 반응이 정말 심하게 올라왔지만 잘 참아 냈다고 한다.
　2주 프로그램으로 어느 정도의 가려움은 회복이 되었지만 다시 올라왔고 그 가려움은 절정을 찍은 후에야 인내 끝에 감소하더니 결국 회복하게 되었다.

　그분은 10년 이상 좋은 상태를 잘 유지하고 계신다. 2년간 단 한 번도 일반 음식을 먹지 않았고, 출장을 갈 때에도 도시락을 가지고 다니면서 채식 생활을 완벽하게 하셨는데, 현재는 그 노력의 대가로 일반 식사를 해도 재발되지 않는다고 한다.

아토피 2

한 학생은 아토피가 너무 심해서 부모님으로부터 전화가 왔다. 중학생인데 학교를 포기할 정도로 심각한 상황이었다. 그래서 학교를 가지 않고 검정고시를 보기로 마음을 바꾼 상태에서 입소했다.

그런데 입소하려는 당일 아침 전화가 왔다. 아이 상태가 너무 심해서 입소를 미루겠다는 것이었다. 들어 보니 자고 일어나서 목을 옆으로 돌리는데 딱지가 터지면서 너무나 아픔이 커서 올 수 없다고 하는 것이다. 그때 갑자기 지금이 아니면 힘들 것 같다는 생각이 들었다. 그래서 당장 입소하는 게 좋겠다고 권유를 했고 오시도록 설득을 했다. 긴 대화 끝에 아이를 설득시켜 입소하였는데 정말 너무나 심각한 상태였다.

먼저 7일의 디톡스를 하는데 아침 강의도 나오지 못할 만큼 가려움으로 인해 잠을 못 자는 상황이었다. 며칠을 기다린 뒤 아침 7시 이전에 일어나게 하고 강의에 참석하게 했다. 그 후 며칠이 지나니 가려움이 감소하면서 잠을 잘 수 있게 되었고, 천연 크림에 프로폴리스 분말을 섞어서 발라 주었는데 빠르게 회복이 되기 시작했다. 결국 한 달 만에 기적같이 아토피가 싹 해결되었다. 그리고 한 달 만에 퇴소해서 정상적으로 학교생활을 하게 되었다.

고지혈증

  십수 년 동안 혈관이 좋지 않고 혈액이 좋지 않아 약물을 복용하시던 여성분이 계셨다. 증상이 점점 악화되어 약물이 점차 늘어나게 되었는데, 추가된 모든 약을 다 복용하기에는 큰 부담이 있었기에 꼭 필요하다고 생각되는 약물만 복용하고 계신 상황이었다. 그렇게 약을 복용하는데도 증상은 좋아지지 않았고 콜레스테롤이 매우 높아 위험한 상황이었다.

  그러던 중에 유튜브를 보고 나음힐링센터에 입소하셨다. 상담을 하는데 겉보기에도 컨디션이 좋지 않아 보였다.

  먼저 7일 디톡스를 시작했다. 약물은 본인이 먹지 않아도 될 것 같다는 생각에 조심스레 끊으셨다. 물론 약물을 끊으셨을 때 혈압을 자주 체크하셨다. 디톡스를 하면서 혈압이 정상으로 바뀌면서 자연 치유에 대해 신뢰와 확신을 더 갖게 되었다.

  2주의 교육 기간 동안 혈압이 안정되었고, 퇴소 후 얼마 지나지 않아 연락이 왔다. 병원에 가서 검사를 해 보니 콜레스테롤 수치가 정상이 되었다는 것이었다. 약으로 해결하지 못해 오랜 시간 안고 있던 질병을 디톡스와 자연 치유를 통해 해결한 것이다.

간질성 폐질환

2020년경에 간질성 폐질환을 가지고 오신 분이 있었다. 이분은 당시 2년 전 봄에 폐렴을 앓았고 많은 기침과 가래가 동반되어 치료를 했는데도 회복이 되지 않은 상태였다. 그러다가 나음힐링센터 프로그램에 참여하시면서 디톡스를 하게 되셨는데 몸이 좋아지는 경험을 한 번 하면서 3번 정도 더 입소하신 것으로 기억한다.

유칼립투스를 사용했고 열심히 자연 치유를 했는데 사실 어느 정도 좋아지자 이후에는 더 이상 빠르게 회복되는 것 같지는 않았었다. 그러나 끈기와 확신을 가지고 자연 치유를 계속했고 중간중간 디톡스도 했다.

1년이 지난 후에 연락이 왔다. 병원에 가서 검사를 받았는데 의사 선생님이 약물을 더 이상 먹을 필요가 없고 병원에 자주 올 필요도 없다고 했다는 것이었다.

불치의 병이라는 이야기로 인해 실망하고 회복이 되지 않아서 절망했던 시간이 길었지만 몸을 바꾸고 혈액을 바꾸는 디톡스를 통해서 희망을 찾게 되었고 보다 나은 삶을 되찾게 되셨다.

간경화

　7년 전 군산에서 간경화 말기로 입소하신 분이 계셨다. 아드님이 블로그를 통해 나음힐링센터를 알게 되어서 어머니에게 간절히 권유를 해서 어머님이 입소하셨는데, 센터를 올라오는 길이 산길이다 보니, 병을 치료하러 가는 것이 아닌 산속에 버려지는 느낌이 들어서 마음의 문이 열리지 않은 상태로 첫날을 보내셨다고 한다.

　그런데 강의를 들으면서 마음이 열리기 시작하였고 디톡스를 하기로 선택하셨다. 7일 디톡스를 시작하셨는데 처음에는 복수가 얼마나 심하셨는지 숨 쉬기도 힘든 상황이셨다. 또 다리 부종이 너무 심해서 양말도 신지 못하는 상황이셨는데 마음을 열고 디톡스를 하는 과정에서 놀라운 변화가 생겼다.

　변화의 첫 번째는 다리 부종이 싹 빠진 것이다. 양말을 신기 어려울 정도로 다리가 많이 부어 있었는데 부종이 빠지면서 양말을 쉽게 신을 수 있었다. 7일간의 디톡스를 통해서 놀라운 변화가 일어난 것이다.

　그리고 하루 이틀이 지나면서 더 놀라운 일이 일어났는데 바로 복수가 빠진 것이다. 복수가 너무 심해 숨쉬기조차 힘들어 하셨는데 그 복수가 거의 다 빠진 것이다. 프로그램이 끝날 때쯤 경험담을 이야기하실 때는 눈시울이 붉어지고 소개해 준 아드님에게 아주 많이 감사하다고 고백하면서 퇴소하셨다.

복막암

　미국에서 살다가 오신 분이 계셨다. 복막암으로 인해 자연 치유를 하기 위해서 오셨는데 디톡스를 길게 하는 것을 원치 않으셔서 3일 디톡스를 시작하게 되었다. 3일간 디톡스를 하는데 복막 쪽에 있던 통증이 사라지기 시작하셨다.

　그리고 나음에 입소한 지 3개월 정도 지났을 때 여행을 다녀오겠다고 나간 적이 있었다. 며칠 후 연락이 왔는데 사실은 여행을 간 것이 아니라 주변 가족들 중 의사가 많으셔서 수술을 권유받고 수술하러 가셨다는 것이었다. 그런데 수술을 하려고 검사를 시작했는데 막상 보니 암이 사라졌다는 것이었다.

　너무나 기쁜 마음으로 연락을 하셨는데, 비록 여행 간다고 거짓말을 했지만 너무 놀라운 일이라서 전화를 하지 않고는 견딜 수가 없었다며 기쁨을 함께 나눠 주셨다.

위암

　위암이 5cm의 크기인 남성분이 입소하셨다. 당시 병원에서 상담할 때 환자 본인에게는 비밀로 하고 가족들만 위암이라는 사실을 알고 있는 상황이었다. 입소 당시 우리에게도 암 환자라는 사실을 숨기고 그냥 고혈압 때문에 입소한다고 하셨다. 나중에 들었지만, 당사자가 알게 될까

봐 걱정이 되어서 우리에게도 비밀로 했다고 한다.

한 달간 입소하셨는데 입소 둘째 날부터 7일간의 디톡스가 시작되었다. 매일 운동하고, 물 마시고, 강의를 들으면서 조금씩 마음이 열리기 시작하셨다. 강의를 듣다가 종종 눈물도 흘리시고, 감사 인사를 하시고, 새로운 삶을 살기로 다짐을 하시면서 하루하루를 보내다가 퇴소하셨다.

퇴소 한 달 후 기적이 일어났다. 가족들이 이분을 모시고 병원에 가서 검사를 해 봤더니 암이 사라졌다는 것이었다. 모두 깜짝 놀랐고 특히 당사자는 더 놀라셨다. 왜냐하면 본인 몸에 암이 있었던 것도 모르고 있다가 처음 듣게 되었는데, 그 암이 없어졌다니 얼마나 놀랐겠는가!
아무튼 모든 것이 너무나 감사하다는 것이었다. 전화를 하시면서 진심으로 눈물을 흘리며 감사의 마음을 표현하셨던 것이 생각이 난다.

위염

십수 년간 위염 때문에 고생을 많이 하신 분이 입소하셨다. 위염에 좋다는 것은 이것저것 다 해 보셨는데 위염 치료에만 총 7,000만 원 이상의 돈을 사용하셨다고 했다. 그런데 효과가 전혀 없고, 오히려 몸이 더 악화된 상황이었던 것이었다.

블로그의 글을 보고 입소하셨는데 당시 소화 불량이 너무나 심한 상태였다. 워낙 식사를 해도 소화가 안 되는 상황이었기에 7일간 디톡스를 하기로 했다. 물론 이전부터 식사를 잘 못하기도 했었다.

  소금과 꿀을 먹으면서 하는 디톡스라서 생각보다 어렵지 않게 잘 마칠 수 있었다고 하셨다. 7일 금식이 끝나고 보식을 하는데 신기하게 소화가 안 된다는 느낌이 없고 속이 편한 것이었다. 물론 보식도 배운 대로 소량을 꼭꼭 씹어서 잘 했기 때문에 괜찮았을 수 있지만 디톡스 기간 중 위장의 기능이 신속하게 회복된 결과라고 생각된다.

간암 말기

  담도암과 간암에 걸린 남성분이 입소하셨다. 몇 개월 살지 못한다는 진단을 받으셨는데 그래도 살 수 있을 거라는 희망을 가지고 입소하셨다. 먼저 상담 후에 7일 디톡스를 시작하였다.

  기대를 가지고 한 달간 입소했는데 특별한 변화가 크게 없었다. 그냥 컨디션이 좀 좋아지고 약간 나아진 상태였으며 몸이 가뿐해진 느낌 정도가 변화의 전부였다. 한 달 정도까지는 식욕도 별로 좋지 않으셨는데 한 달이 지나면서 식욕이 왕성해지기 시작하셨다.

  매일 좋은 음식을 드시고, 운동하고, 강의를 들으면서 점차 확신이 생기고 감사하는 마음이 강해지면서 감사 일기, 감사 편지를 쓰시곤 했다.

  한 달이 지난 시점에서는 오십건도 회복이 되시고 컨디션이 좋아지면서 2개월을 더 연장해서 계셨는데, 병원에서 검사했더니 아주 놀라운 기적이 일어났다. 검사 결과 간암이 사라진 것으로 나왔다는 것이다. 디톡스의 놀라운 힘과 감사와 감동이 회복으로 이끌어 주었던 것 같다.

완도 간암 환자

20여 년 전 완도에서 간암 말기로 시한부 판정을 받고 오신 남성분이 계셨다. 몸이 너무 좋지 않아 아내분도 함께 입소하셨는데, 오시자마자 7일 디톡스를 하게 되었다. 이분은 한 달 정도 있다가 퇴소하셨는데 입소 후 2주 정도 지났을 때부터 회복이 시작되셨다.

처음에는 간에 있는 암의 크기가 10cm 이상이었고, 300m도 걷지 못하는 상태였다. 게다가 통증도 있고 암이 손으로 만져지기도 했었다. 당시에는 식욕도 없었고 소화도 안 돼서 힘들어하셨었다.

7일간 금식하면서 숯 가루도 드셨고 매일 아내분이 숯 찜질을 해 주셨다. 충분히 땀도 내고 금식 후 식욕도 좋아지면서 점차 식사도 잘 하게 되면서 몸이 회복되었는데 놀랍게도 한 달 만에 암이 만져지지 않게 되었다.

간암 - 복수

간암 말기에 복수까지 차신 분이 있었다. 황달까지 있는 상태였는데 디톡스를 시작하셨다. 보통 간암 말기에 황달에, 복수까지 있는 분들은 식욕도 없고 상당히 고통스럽다.

7일간의 금식과 관장, 그리고 찜질을 하면서 충분히 땀을 흘리도록 도와드렸다.

한 달 정도 센터에서 지내면서 복수도 빠지고 황달도 사라졌다. 그 후 병원에서 피 검사를 한 결과 간 수치가 정상으로 나오고 황달을 확인하는 빌리루빈 수치도 정상으로 나왔다.

간암 통증 여성분

20여 년 전 간암으로 입소하신 분이 계셨다. 한눈에 보아도 얼굴이 검고 컨디션이 매우 안 좋아 보였고, 복수도 있는 상태였다.

먼저 7일 금식과 7일 보식을 마치고 장기간 센터에 입소해 지내셨다. 간 쪽 통증이 너무 심해 볼 때마다 간 부위에 손을 대고 계실 때가 많았는데 어느 순간 통증이 사라지고 암이 사라지게 되었다.
20여 년이 지난 지금도 디톡스 라이프로 건강을 유지하고 계신다.

미국 간암 말기 환자분

미국에서 유튜브를 시청한 구독자 한 분이 계셨는데 이분은 간암 말기 환자분이었다. 통화상으로는 본인의 암이 20cm 이상일 거라고 하셨다.

의학적으로는 가망이 없었고 항암도 더 이상 할 수 없을 정도로 몸이 약해진 상황이었는데 디톡스 유튜브 강의를 통해 마지막 소망을 갖고 7일 금식을 하기로 결심하셨다. 당시는 상담 전이었고 단지 유듀브 강의만 보고 혼자 실천하셨던 것이다. 7일 디톡스를 하고 보식을 잘 마치셨는데 느낌이 좋아서 한 번 더 하는 가운데 힘들어서 쓰러져 병원에 실려 가셨다고 한다.

나중에 알고 봤더니 현기증이 문제였다. 그런데 마침 병원에서 검사한 결과 암이 다 사라졌다는 것이다. 너무 감사하다며 연락이 왔다. 본인이 정말 기적을 경험했고 시간을 내어 한 번 나음힐링센터에 오고 싶다고 전하셨다.

림프암 말기

림프암에 걸려 여러 번 재발하신 분이 오셨다. 림프암 말기 환자였는데 항암 후 재발되셨고 재발이 여러 번 반복되면서 나중에는 항암으로도 회복이 되지 않았고 그 후유증으로 폐가 망가지고, 대퇴부의 염증으로 인해 걷지도 못하는 상황이 되었다고 했다.

입소하실 때만 해도 기저귀를 차고 계셔야 했고 보호자의 도움이 필요했다. 처음엔 기력이 안 좋으셔서 디톡스를 하지는 못하였고 시간이 지나 기력이 좀 회복된 후 짧은 디톡스를 하셨는데 한 달이 지나고, 두 달이 지나면서 점점 몸이 회복되기 시작하셨다.

한 달 정도 지났을 때는 기저귀를 떼시고 화장실도 혼자 가실 수 있는 몸으로 회복되셨다. 시간이 지나면서 산책도 하시고 나중에는 여행도 다니시고 자전거도 타실 정도로 회복되셨다.

췌장암 1

여수에서 췌장암으로 오신 한 여성분이 계셨다. 병원에서는 췌장암이기 때문에 조직 검사를 받고 치료하라는 권고를 했는데 너무 겁이 나서 입소하셨다고 했다.

입소 후 바로 7일 디톡스를 하셨다. 디톡스를 하면서 신기할 정도로 통증이 사라졌다. 약 1개월 정도 입소해서 지내면서 운동도 하고, 프로그램에 열심히 참여하고 실천한 결과 암이 다 나으셨다.
10년이 지난 후에도 아무런 이상 없이 건강한 삶을 살 수 있었다.

췌장암 2

보령에서 60대 남성 한 분이 췌장암으로 입소하셨다. 이분은 췌장암 수술을 받고 입소하셨는데 병원에서는 무조건 재발될 수 있기 때문에 항암치료를 하라고 권유했었는데 거절하고 입소하신 분이었다. 입소 후

7일 디톡스를 하셨다.

입소해서 교육을 받고 실천하며 잘 지냈고 그 후에도 항암치료를 하지 않았다. 약 13년 동안 재발이나 전이가 되지 않고 자연 치유로 건강하게 살고 계신다.

혈액암

이모님의 시어머님께서 입소하셨다. 위암에다가 혈액암이 있었는데 위암은 수술하셨고 혈액암은 말기 판정을 받으셨다. 병원에서는 4개월 밖에 살지 못한다는 의사의 소견이 있었는데 항암치료를 하자는 권유를 뿌리치고 나음힐링센터에 입소하셨다.

나음에 입소하셨는데 몸이 약해서 하루 종일 하는 금식은 못하고 저녁 한 끼만 안 먹는 방법으로 디톡스를 하셨다.

그렇게만 했는데도 점차 몸이 좋아지셨는데, 식욕도 좋아지고 기력도 회복되어 20년 동안 드셔오던 심장약을 더 이상 드시지 않아도 될 만큼 몸이 좋아지셨다. 입소하고 한 달이 지났는데 몸이 너무 좋아져서 기간을 더 연장해서 지내셨다.

센터 주변의 땅을 사서 아예 살고 싶어하셨는데 마땅한 땅을 찾지 못해 결국 부산으로 내려가셨다.

이후 6개월 만에 받은 검사 결과, 암이 완치되셨다. 지금도 1년에 한 번씩 주기적으로 검사를 받으시는데 꾸준한 자연 치유로 암이 재발되지 않고 건강하게 유지하셨고, 현재 13년이 넘었지만 아직도 건강을 잘 유지하고 계신다.

대장암, 복막암

보령에 사시는 한 분이 난소암으로 시작해서 대장과 복막까지 전이된 분이 계셨다. 병원에서 항암 치료를 받았는데 너무 힘들어서 더 이상의 항암 치료를 포기하고 나음힐링센터에 입소하기로 결심하고 오신 분이었다.

프로그램에 참석하기보다는 그냥 쉬고 싶어서 오신 분이었기에 아무것도 하지 않고 쉬고 싶어하셨다.

처음에는 음식이 입에 맞지 않아 5일간 금식을 하셨다. 그 후 3개월간 나음에서 자연 치유를 통해 건강이 많이 회복되셨다. 병원에 가서 검사를 했는데 의사가 깜짝 놀랐다고 한다. 왜냐하면 암이 사라졌기 때문이다. 10년이 지난 지금도 건강하게 살고 계신다.

산삼이 좋을까?
아니면 한 끼 굶는 것이 좋을까?

몸의 회복, 건강 유지에서 가장 중요한 게 무엇일까?

많은 사람들은 몸에 좋은 것을 먹는 것이라고 생각할 수 있다. 그래서 각종 영양제와 보조식품 광고가 넘쳐나고, 많은 사람들이 하루에도 여러 개의 약품을 열심히 복용하고 있는 것일 것이다.

그런데 꼭 알아야 할 것이 있는데, 그것은 몸에 좋은 것보다 몸에 해로운 것이 건강에 더 큰 영향을 끼친다는 사실이다.

한번은 억에 달하는 산삼을 가지고 입소하신 분이 계셨다. 그런데 그것이 첫 산삼이 아닌 두 번째 먹는 산삼이라고 하셨는데 그것을 먹으면 회복될 것이라는 희망을 가지고 있었다. 암 환우였는데 그렇게 비싼 산삼을 먹어도 몸에 큰 변화가 일어나지 않았다. 그래서 상담할 때 산삼보다 더 효과가 있는 것이 몸의 해독이라고 설명을 드렸는데, 이해가 되셨는지 산삼을 가족들에게 돌려 보내고 7일 디톡스를 시작하셨다.

7일간 디톡스를 하고 라이프스타일을 완전하게 바꾼 뒤 검사해 본 결과 몸속 암이 사라진 것이다. 그때부터 더 확신하게 된 것은 디톡스, 즉 해독이 얼마나 중요한지, 그리고 그 무엇보다 해로운 것을 먼저 버리는 것이 얼마나 중요한지 알게 되었다.

산삼이 아닌 한 끼 금식으로 사람을 살릴 수 있다. 지금 우리 몸이 원하는 것은 부족한 것을 요구하는 것이 아니다. 오히려 너무 몸이 약한 상태에서는 과도한 영양소가 들어오면 흡수가 되지 않고 치유에 방해가 되거나 노폐물이 된다.

물론 미네랄, 비타민, 항산화 물질 등이 몸에 부족한 경우도 많다. 그러나 부족하다고 해서 무작정 먹어야 하는 것은 아니다. 먼저 몸이 그것을 흡수할 수 있도록 만들어 주어야만 한다. 몸이 약한 사람, 소화력이 약한 사람, 간이 약한 사람은 아무리 좋은 영양소라 하더라도 혹은 그것이 천연적이고 여러 효능이 있는 식품이라고 할지라도 독이 될 수 있다.

산삼에 대한 기대 효과는 산삼의 특효 약 성분이 기적을 만들어 내지 않을까? 하는 것이다. 물론 정말 그것이 나를 낫게 한다고 200% 이상 믿으면 어느 경우에는 가능할 수도 있다. 그러나 약리 효과가 우리가 생각하는 것만큼 크지는 않다. 물론 산삼이 좋지 않다는 말은 아니다. 산삼은 우리 몸에 유익한 좋은 영양소가 많이 들어 있다. 그러나 독소가 많은 분들에게는 우선순위가 효과가 좋은 식품을 먹기보다는 몸속 독소를 해결해 주는 것이 더 중요하다는 것이다.

급체했을 때, 컨디션이 좋지 않고 피곤할 때, 스트레스를 많이 받았을 때, 통증이 너무 심할 때, 감기 걸렸을 때, 열이 날 때, 온갖 염증에 시달릴 때 한 끼 금식은 몸을 회복시킬 수 있다.

일반적으로는 이러한 증상이 있을 때 약을 먹거나 자극적인 음식으로 몸을 혼동시키고 미세한 감각을 떨어뜨려서 순간 여러 증상들을 없앨 수 있다. 그러나 몸속 독소를 해결하지 않으면 다시 증상이 나타나고 결국 시간이 지나 몸은 더 망가지게 될 것이다.

식사를 자주 거르는 사람들이 있다. 불규칙한 식사 습관, 즉 식사 시간에는 식사를 거르고 아무 때나 먹거나 커피를 마시거나, 간단하게 식사를 하는 습관들은 몸에 혼란을 주고 리듬을 깨뜨려 결국 건강에 치명적인 영향을 끼치게 된다. 정확하게 한 끼, 하루, 혹은 며칠 동안 위장을 비워 주는 디톡스를 한다면 우리가 생각하는 것보다 더 빠른 치유가 일어날 것이다.

가장 중요한 것은 지금 당장 실천해야 한다는 것이다.
만약 건강에 문제가 될 수 있는 잘못된 습관들을 갖고 있다면, 당장 바꿔야 한다. 이러한 습관은 우리의 시간과 돈만 빼앗아 가는 것이 아니라 우리가 깨닫지 못하는 사이 건강까지 망치게 한다.

몸에 좋은 것을 많이 먹는 것이 중요한 것이 아니다! 우선 독소부터 해결하자!

짐승은 아프면 먹지 않는다

 디톡스의 효과는 자연의 섭리에서도 볼 수 있다. 짐승들은 보통 염증이 있거나 장염이 있는 경우 즉 아프면 먹지 않는다. 생리적 본능에서는 염증과 독소들이 몸에 많이 쌓였을 때 식욕이 떨어지도록 되어 있다.

 센터에서 키우던 개가 있었는데 손님 중 한 분이 개에게 먹이라며 심장 사상충 약과 구충제를 잔뜩 주고 가셨다. 감사하다는 인사를 드리기 위해 받은 약을 한쪽에 놓고 갔다 왔는데 이미 개가 그 약을 먹고 있던 것이었다.
 생각보다 너무 많은 양을 먹어서 걱정이었는데 시간이 지날수록 상태가 나빠지는 것이었다. 동물병원에 문의해 보니 생명이 위험할 수도 있다는 것이었다. 하는 수 없이 숯가루를 물 1.5L에 희석해서 개에게 억지로 먹이고 기다렸다. 며칠간 활동도 하지 않고 힘들어하는 모습이었고 설사만 하면서 기운이 계속 없는 상태였다.

 사료를 전혀 먹지 않아서 소시지, 고기 등 개가 좋아하는 것을 사다 줘도 먹지 않는 것이었다. 몸이 아프니 아무것도 먹지 않고 물만 마셨다.

며칠간 숯가루를 탄 물을 주었는데 며칠이 지나 조금씩 살아나는 모습이 보였다.

신기할 정도로 조금씩 나아지더니 식욕이 돌아와 사다 주는 고기를 먹기 시작했고 사료를 먹기 시작하더니 언제 아팠냐는 듯이 놀랍게 좋아졌다.

이를 통해 다시 한 번 확인했다.
아프면 먹지 않는 것이 자연의 섭리라는 것을 말이다.

우리 몸은 염증이 있거나 노폐물이 많을 때 일시적으로 혹은 단기적으로 식욕이 떨어질 수 있다. 감기나 몸살, 열이 있을 때, 피곤함이 심할 때 주로 식욕이 떨어지는데 이때 억지로 먹으려는 사람들이 있다. 때로는 식욕 촉진제를 사용하면서까지 섭취하는 경우가 있는데 이것은 잘못된 행동이다.

열이 날 때나 몸이 좋지 않을 때 먹는 음식은 때때로 몸속에서 독이 되고 병이 될 수도 있기 때문에 자연의 섭리에 따라 음식을 먹지 않는 것이 가장 좋다.
인체 자체가 식욕을 떨어뜨리는 것은 몸을 회복시키기 위한 자체 치유 시스템의 반응이다. 식욕이 떨어진다고 갑자기 큰일 나지 않는다. 오히려 짧은 금식을 통해서 몸속의 염증과 노폐물이 제거될 수 있고 얼마 지나지 않아 식욕이 다시 생기며 몸은 회복될 것이다.

음식을 먹으면 소화시키기 위해 에너지가 사용된다. 그래서 인체가 최대한 이 에너지를 아껴서 치료하는 데 사용하기 위해 식욕을 떨어뜨리는 것임을 알아야 한다. 이 과정을 깨닫게 되면 자연 치유가 얼마나 놀랍고 치유 시스템의 효과가 큰지 알 수 있을 것이다.

디톡스의 효과 27가지

디톡스를 하게 되면 인체에 어떤 기적들이 일어날까?

모두 다 설명하기는 불가능할 정도로 많다. 디톡스는 사실 현대인들의 건강과 생명을 위해 필수라고 해도 과언이 아니다. 이해하기 쉽게 좀 더 구체적으로 27가지로 정리하여 디톡스를 통해 일어나는 인체의 변화, 유익에 대해서 설명해 보도록 하겠다.

1. 염증

염증은 질병이 만들어지는 과정 중 하나로 반드시 해결해야만 한다. 사실 염증이 생기지 않도록 식생활을 잘 하는 것이 가장 중요하다. 잘못된 식습관으로 인해 생긴 염증들은 반드시 관리해야만 한다. 위염, 간염, 관절염, 혹은 인체 각 장기의 염증들은 더 큰 병으로 진행될 수 있다.

사실 대부분의 사람들은 염증을 가지고 있다. 그대로 방치하면 자칫 큰 질병으로 진행될 수 있기 때문에 반드시 관리해 주어야 한다.

디톡스는 염증을 제거하는 데 가장 좋은 방법이다. 염증을 해결하기 위해 약물을 사용하기 전 우리는 디톡스를 해 볼 수 있다. 물론 응급 상황의 염증들은 병원 치료를 해야 하는 경우도 있지만 일반적으로는 한 끼만 금식해도 염증이 회복이 되는 것을 경험할 수 있다.

2. 장 건강

면역을 담당하는 최고의 기관이 바로 '장'이다. 장을 건강하게 하는 방법은 너무나도 많다. 나쁜 음식 끊기, 운동하기, 장에 좋은 음식 섭취하기 등. 여러 방법으로 평소에 장을 관리하면 가장 좋은데, 이미 장염에 걸렸거나, 가스가 자주 차거나, 방귀 냄새가 많이 나거나, 장 환경이 좋지 않은 분들, 즉 장내 좋은 세균이 서식하지 못하는 경우에는 디톡스를 하는 것이 좋다. 3일 정도 하면 깨끗한 장을 만들 수 있지만 장 환경이 워낙 좋지 않았던 분들은 최대 7일까지 하는 것이 좋다. 그렇게 하면 디톡스를 통해 건강한 장을 만들 수 있다.

질병의 많은 부분이 장의 문제에서 만들어진다. 이 말은 장을 비우고 청소하면 노폐물이 빠르게 해독될 수 있다는 뜻이다. 또한 디톡스를 통해 숙변까지도 제거될 수 있다.

간이 좋지 않아서 암이 있거나 간경변이 심할 경우 간성 혼수가 오는 경우도 있다. 이는 간에서 해독하는 능력이 떨어지게 되면서 발생하는데, 심각한 상황이기 때문에 미리 예방하고 빨리 해결해야 한다. 특히 단백질 섭취가 많은 경우 더 심하기 때문에 평소에 주의가 필요하다.

간성 혼수가 오면 이 응급 상황을 해결하기 위해 병원에서는 장 청소를 한다. 장 청소를 하는 이유는 장내 가스가 간으로 올라와 암모니아 독소를 형성해 간 내 독성 물질이 증가하여 발생한 문제를 해결하기 위함이다.

즉 장 청소를 하게 되면 간뿐만이 아니라 혈액까지도 해독이 되고 몸이 건강해질 수 있다는 것이다. 또 디톡스를 하면 장내 유익균이 늘어나고 유해균은 줄어들게 되어 장 건강을 지킬 수 있게 된다.

장이 좋지 않은 사람은 장을 위해 무엇인가를 하기보다 먼저 나쁜 음식을 끊어야 한다. 그렇게 하는 것이 장을 건강하게 유지하고 관리하는 최고의 방법이다.

3. 소화관 세팅

소화력이 약한 사람들은 당연히 소화기 장애를 갖게 되고 염증성 질환을 동반하게 된다. 이런 분들은 식습관을 바꾸는 것이 좋은데, 우선 식사하는 횟수나 시간을 잘 세팅하는 것이 중요하다.

하루 5번 식사를 하던 사람들은 식사를 하던 그 시간대에 소화액의 분비로 인해 속쓰림을 경험하는 경우도 있고, 극심한 배고픔을 느끼기도 한다. 잘못된 식습관을 바꾸려면 그만큼 고통이 수반된다. 이때 디톡스를 하게 되면 아주 짧은 시간에 소화관이 세팅이 되어 큰 어려움 없이 소화관을 다시 세팅할 수 있다.

즉 소화관을 건강하게 세팅하고자 한다면 1~5일 정도 금식해 주는 것이 필수이다.

소화관이 세팅되는 것은 소화액이 제대로 분비되고 소화 기능이 정상적으로 작동될 수 있도록 준비되는 것을 말한다. 우리 몸은 생각보다 쉽게 길들일 수 있기 때문에 올바른 습관만 형성하게 되면 건강을 관리하는 것은 그다지 어렵지 않다.

음식물과 직결된 소화 기관인 위장, 십이지장, 소장, 대장, 그리고 음식물을 먹었을 때 소화액을 만들어내는 간, 췌장까지도 다시 세팅을 해야 건강한 몸을 만들 수 있다.

소화관과 소화액을 만들어 내는 장기들이 쉼 없이 계속 일만 하다가, 디톡스를 통해 쉴 수 있는 시간을 충분히 얻게 되면 놀라운 현상들이 생긴다. 가장 큰 효과는 몸이 회복되는 것이다.

지금까지는 나쁜 습관에 의해 형성된 상황들을 별로 대수롭지 않게 여겼을 수도 있지만 사실 소화 기관은 우리 생각보다 심각한 영향을 받아왔다는 것을 알아야 한다.

디톡스를 통해 인체의 해로웠던 상황들이 종료되면서 위장은 쉼을 얻고 더욱 수월하게 소화 기능을 수행할 수 있게 된다.

4. 미각, 식욕 세팅

잘못된 미각과 식욕이 건강을 망친다. 때때로 우리는 몸에 정말 해로운 음식들이 당길 때가 있다. 입맛에 맞거나 당긴다고 해서 그것이 무조건 좋은 음식이라고 생각해서는 안 된다.

미각 신경은 우리가 먹은 음식들을 기억의 감정에 저장해 다시 생각나도록 자극한다. 먹고 싶다고 해서 무조건 먹게 되면 점점 식욕은 빠르게 변질되며 몸은 망가지고 그 중독에서 헤어 나오지 못하게 된다.

금식을 할 때 미각 신성은 조금씩 바뀌게 된다. 이때 올바른 교육이 함께 병행되면 더더욱 우리의 미각이 빠르게 바뀔 수 있다. 만약 더욱 빠르게 바꾸고 싶다면 3일 정도 금식을 하는 것도 도움이 된다. 이때 습관이 잘 형성되면 좋지 않은 음식에 대한 욕구가 줄어들 수 있다.

디톡스를 통해 식사와 관련된 호르몬도 잘 분비된다. 특히 지방 세포에서 분비되는 호르몬인 렙틴은 뇌의 시상하부의 수용체에 작용하여 식욕을 억제하는 작용을 한다. 체지방이 늘어나면 혈액 내 렙틴 양도 증가하여 식사량이 줄어도 배가 고프지 않은 느낌을 갖게 되고 지방이 쌓이지 않도록 많은 에너지를 발생하여 정상 체중을 유지할 수 있게 한다.

반대로 그렐린은 위에서 분비되는 호르몬으로 보통 식사 전에 올라가고 식후에 감소된다. 공복 시에 분비되면 시상하부에 있는 섭식 중추가 자극을 받게 되고 식욕이 증가한다.

디톡스는 이런 호르몬 분비 리듬을 잘 형성시킨다. 소화관이 회복되면서 호르몬들도 정상적으로 분비되는 것이다.

5. 성격 변화

　디톡스를 하면 혈액이 깨끗해진다. 혈액이 깨끗해지면 순환도 잘되고 각 장기에 산소와 영양 전달이 쉽게 되며 노폐물도 수월하게 제거될 수 있다. 심장에서는 혈액을 모세 혈관 끝부분까지 도달시키기 위해 펌프질을 한다.

　혈액의 상태에 따라서 혈액이 심장 감각수용기를 지날 때 마음의 상태가 형성이 된다. 좋은 음식을 먹고 좋은 피가 만들어지면 좋은 마음이 형성이 되고, 자극적인 음식을 과하게 먹을수록 과격하고 극단적인 성격으로 변화되는 것이다.

　디톡스를 하면 혈액이 깨끗해지기 때문에 성격의 좋은 변화를 유발할 수 있다. 실제로 나음 힐링센터에서 7일 디톡스를 한 분들의 성격 변화를 관찰해 보았을 때 화를 많이 내고, 짜증을 많이 냈던 분들이 부드럽고 온순하게 바뀐 경우가 많았다. 그중 한 분은 주변 마을 주민들이 불편을 느낄 정도로 성격이 불같고, 욕도 많이 하고, 늘 불만을 갖고 있었던 분이었는데 디톡스 7일 후 성격이 완전히 바뀐 것을 보고 다들 깜짝 놀랐었다. 병이 나은 것보다 성격이 온순해진 것이 더 큰 기적이라고 할 정도였다.

　힐링 디톡스 프로그램 참여자분 중 한 분은 자녀분과 함께 입소하셨는데 본인에게 가장 큰 기적은 짜증, 화가 거의 사라졌다는 것이라고 이야기를 했었다. 자녀분도 느꼈지만 본인이 가장 큰 변화를 느끼고 고백을 한 것이다. 디톡스를 하면서 혈액이 깨끗해지고 성격도 바뀌게 될 수 있다.

6. 고혈압, 암, 등 질병 치유에 석극석 개입

혈압이나 기타 질병들이 있을 때 디톡스는 증상을 완화시키는 역할을 한다. 대부분 약물 사용 없이도 혈압이 좋아진다.

디톡스는 혈관을 청소하는 놀라운 힘을 가지고 있다. 혈관이 깨끗하게 청소되면 혈압은 물론 다른 질환에도 큰 도움이 된다. 디톡스를 하면 혈액 내 중성지방이나 콜레스테롤이 줄어들면서 더 빠른 변화를 느낄 수 있다. 혈액이 깨끗하면 바로 혈압이 좋아질 수밖에 없다. 혈액이 깨끗하면 혈액 순환도 잘되고 산소 운반, 영양 운반, 그리고 노폐물 제거가 탁월해진다.
질병의 회복에 있어서 가장 중요한 것이 바로 혈액이 깨끗해지는 것이다.

나음에서 디톡스를 하는 도중 혈압약의 필요성을 느끼지 못한 분들이 통계적으로 10명 중 9명이나 된다. 정말 많은 분들이 몸이 좋아지는 것을 경험하는데, 특히 암 환자분들은 큰 도움을 받을 수 있다. 혈압과 혈당이 쉽게 회복된다는 것, 즉 정상 수치를 갖게 된다는 것은 단지 혈압과 혈당에만 도움이 되는 것이 아니라 모든 질병 회복에 정말 큰 영향을 준다는 것을 의미하기도 한다.

혈액이 깨끗해지면 암이 회복될 수 있다. 특별히 디톡스 중 노폐물이 체외로 배출되면 면역력이 더 강해져서 암에 저항할 수 있는 힘이 매우 강해진다. 또한 디톡스는 줄기 세포를 건강하게 만들기 때문에 건강에 놀라운 변화가 일어날 수 있다.

암은 정상 세포의 변이로 일어난 것이기 때문에 건강이 회복되려면 우선 암세포의 변화가 필요하다.
아포토시스(Apoptosis)의 과정을 통해 세포의 자살이 일어나야 한다. 세포의 수명 주기에서 암세포는 그 궤도를 벗어나 죽지 않기 때문에 문제가 된다. 그것이 다시 정상화될 수 있도록 우리 인체 시스템이 바뀌어야 한다. 혈액이 바뀌고 세포가 바뀌면 유전자의 변화가 일어난다. 이때 질병의 회복이 일어나게 되는 것이다.

7. 열날 때

열이 나는 원인은 다양하다. 세균, 바이러스 등에 의한 감염이든 인체의 노폐물에 의한 염증이든 몸은 정상으로 돌아가기 위한 과정 중 열을 만들어 낸다.

열이 날 때 가장 먼저 해야 할 것 중 하나는 물을 많이 마셔서 노폐물을 제거하는 것인데 이보다 더 빠른 것은 음식 섭취를 하지 않는 것이다. 음식 섭취를 중단하게 되면 음식을 소화시키는 데 사용되어야 할 에너지를 소비하지 않게 되고 그 에너지를 몸 회복에 사용하게 되어 열을 낮출 수 있게 된다.

디톡스를 하면서 물을 충분히 마시게 되면 열이 내려가는 경험을 하게 되는데 처음에는 한 끼 혹은 두 끼만 금식해도 가능하지만 열이 나는 초기점이 시나가면 3일 혹은 그보나 너 금식을 해야 할 수노 있다.

심한 열도 디톡스를 하면 빠르게 떨어지며 며칠만 지내면 해결된다. 그러나 디톡스를 하다가 열이 좀 가라앉는다고 해서 다시 음식을 먹게 되면 다시 열이 오를 수 있다. 열이 완전히 가라앉기까지 음식을 섭취하지 않는 것이 가장 좋다.

하루 만에 열이 떨어지지 않으면 이틀, 만약 그것도 부족하면 며칠 더 금식하면서 견뎌야 한다. 이때 너무 기력이 떨어지고 힘들다면 꿀물, 소금물을 마서 주면 도움이 된다.

8. 소화 안 될 때, 체했을 때

들짐승들은 아프면 먹지 않는다. 이유는 아플 때 먹게 되면 염증이 해결되지 않고 도리어 심해지기 때문이다.

체한 경우는 급성염일 수 있다. 많은 사람들이 소화가 안되거나 체했을 때 약물을 사용하고 바로 식사를 하는 경우가 있는데 이렇게 습관을 들이면 소화 기능이 점점 나빠진다. 소화가 안 될 때 한 끼 정도, 체했을 때는 체힌 것이 회복될 때까지 금식해 주면 빠르게 회복될 수 있다.

소화관을 비워 주면 소화관이 정상적으로 세팅될 수 있다. 이 과정을 통해 소화액이 정상적으로 나올 수 있도록 준비되는 것이다.

9. 면역을 올리는 데 좋음 - 바이러스, 세균 저항

혈액에서 백혈구는 림프구와 과립구로 구성되어 있으며 면역 관리에 림프구의 Th-1 세포 혹은 Th-2 세포가 매우 중요하고, T세포, NK세포는 암세포 제거에 얼마나 중요한 역할을 하는지 알아야 한다. 이것은 우리가 면역을 관리하기 위해서 꼭 알아야 하는 것들이다.
백혈구를 건강하게 만들려면 먼저 적혈구를 깨끗하게 해야 한다.

백혈구 외에도 장 건강은 인체의 면역 시스템에 정말 중요한 역할을 하도록 설계되어 있다. 장내에 좋은 미생물을 활성화시키면 장내 면역이 올라가게 되고 이것은 동시에 인체의 면역을 올려 건강을 지킬 수 있게 된다.

장은 인체의 면역 70% 이상을 차지하고 있는데, 이것은 식생활 관리가 면역에 정말 중요하다는 것을 의미한다. 장을 건강하게 하려면 장내 유해균을 제거하는 것이 중요한데 가장 좋은 방법이 금식과 관장을 해주는 것이다. 그렇게 되면 유익균은 맹장으로 이동되고 유해균은 대부분 배출되게 된다. 이렇게 유익균이 다시 번식되면서 면역을 올릴 수 있게 되는 것이다.

면역력이 떨어져서 감기에 걸렸을 때 금식을 하는 것은 당연하지만, 감기에 자주 걸리는 분들은 걸리기 전에 미리 3일 정도 금식해 주면 감기가 가볍게 지나갈 수 있다. 결국 세균이든 바이러스든 체내 노폐물이 있을 때 활동 범위가 늘어나기 때문에 면역을 올리고 싶다면 금식을 해 주는 것이 답이다. 노폐물이 줄어들면 세균과 바이러스는 그만큼 번식할 수 있는 개체 수가 줄어들 것이다. 세균을 없애기 전에 노폐물을 비운다면 결국 세균이 서식하지 못하게 되는 것이다.

10. 가스 차는 분들, 방귀

가스가 차는 것은 소화관에서 먹은 음식을 정상적으로 해결하지 못할 때 일어나는 현상이다. 위장에서 음식물의 잘못된 배합으로 인해 부패되어 가스가 차는 경우가 많다. 이외에도 과식, 간식, 야식 혹은 빠르게 식사를 하는 경우 소화관은 정상적인 소화를 시키지 못한다.

소화액도 혼란스럽게 나오기 때문에 가스가 많이 차게 된다. 이것이 습관화되면 과하게 먹지 않아도 가스나 방귀가 계속 차게 된다. 이때 가장 먼저 해야 할 것은 소화관을 비우는 것이다. 3일 혹은 5일이나 7일 금식을 해 주면 쉽게 해결될 수 있다.

11. 피부가 맑지 않은 분들(피부 개선)

피부가 맑지 않은 분들의 가장 큰 문제는 혈액 순환이 잘 안되거나, 혈액이 깨끗하지 않거나, 간의 문제로 인해 생긴다는 것이다. 특히 간이 좋지 않으면 얼굴에 기미가 끼는 경우가 많다. 또 피부에 붉은 반점이 생기는 경우도 있다. 피부가 좋지 않거나 혈색이 좋지 않은 분들, 또 대장의 문제로 여드름이 나는 분들도 디톡스를 해 주면 빨리 해결될 수 있다.

혈액이 좋아지면 순환이 잘되고 모세 혈관들이 건강해진다. 또한 세포들이 건강해지고 간이 좋아진다. 간이 좋아지면 피부가 맑아지기 시작한다.

12. 백태 증상 사라짐

백태의 대부분은 소화관의 문제에서 발생한다. 물론 다른 문제로도 발생할 수 있지만 일반적으로 위장의 문제, 소화의 문제로 인해 발생하는 경우가 많고, 구강 내 세균의 번식으로 증상이 더 심해질 수 있다.

디톡스를 하면서 처음에는 백태가 더 심해질 수도 있다. 독소가 빠지는 과정에서 백태 증상이 더 심해질 수는 있지만 시간이 지나면서 점점 좋아지게 된다.

꾸준히 저녁 한 끼만 금식해도 사라질 수 있는데, 만약 빠르게 없애기 원한다면 3일 정도 디톡스를 해 주는 것이 좋다. 백태가 계속 꼈던 분들은 독소가 빠지고 습관이 바뀌면서 좋아지게 된다.

13. 간이 좋아짐

　간은 해독과 소화 작용에 특별한 기관이다. 금식을 하는 것은 간이 좋지 않은 분들에겐 최고의 치료 방법이 될 수 있다. 보통 간이 좋지 않으면 간에 좋은 약초를 먹거나 간에 좋은 영양제나 약물을 사용하기도 하지만 우선 간을 회복시키기 위해 가장 좋은 방법은 금식을 하는 것이다. 간이 좋지 않다면 7일간의 금식은 정말 큰 도움이 될 수 있다.

　금식을 하는 순간 단백질, 탄수화물, 지방이 섭취되지 않아 간은 큰 쉼을 얻게 된다. 간에서 지방과 단백질은 처리하기 쉽지 않은 영양소다. 간이 좋지 않을수록 더더욱 처리하면서 무리하게 되고 특히 과하게 섭취한 경우에는 간을 무력하게 만들 수도 있다. 탄수화물은 간에서 저장되는데, 간이 좋지 않을 때 포도당을 글리코겐으로 만드는 과정에서 문제가 발생할 수도 있다.

　짧은 금식은 간에 큰 쉼을 준다. 새롭게 일할 수 있는 준비를 하게 하는데 간이 많이 망가져 있다면 즉 간경화, 간암, 지방간 등의 질병이 있다면 5일~7일 정도 디톡스를 해 주면 정말 좋다.

14. 신장 기능 살아남

　혈액이 더러울수록 신장 기능은 나빠질 수밖에 없다. 과하게 섭취한 단백질은 신장의 수명을 단축시키는데 신장염, 신부전증이 있는 분들에게 금식은 어떤 약보다도 추천할 만큼 큰 도움이 된다. 3일 혹은 7일까지의 금식은 신장 기능을 쉬게 해 주며 다시 일할 수 있도록 자연 회복시스템을 일어나게 한다.

금식을 통해 혈액이 깨끗해지면 혈액이 신장의 사구체를 통과하는 과정이 수월해지게 되며 그로 인해 신장 기능은 살아날 수 있다.

15. 아토피 좋아짐

나음에 입소한 모든 아토피 환자는 금식이 필수다. 아토피의 가장 큰 문제는 혈액, 간, 세포의 문제인데 장내에서도 유익균의 부족으로 피부에 이상반응이 더 크게 나타나는 것이다.

아토피 환자가 금식하면 어떻게 좋아질까?
금식은 장내 유익균이 생길 수 있도록 돕는 준비 과정이다. 유익균이 활성화되려면 먼저 유해균이 제거되어야 한다. 금식을 하면 장내 유해균은 현저하게 줄어든다. 또한 금식 중 간 기능이 좋아지면서 아토피를 위해 만들어진 히스타민을 간에서 처리할 수 있는 능력을 갖게 된다.
히스타민은 본래 나쁜 물질이 아니다. 혈관을 확장시킨 뒤 할 일이 마쳐지면 간에서 처리되어야 하지만 부절제한 식습관으로 간 기능이 약해지면 이 작용이 정상적으로 이루어지지 않게 되어 문제가 발생하는 것이다.
간 기능이 금식을 통해 회복되면 아토피는 좋아질 수밖에 없는데 여기에서 알러지 반응을 일으킬 수 있는 식사를 피하고 장내 가스가 제거되고 혈액이 깨끗해지면 아토피가 좋아지는 것은 시간 문제다.

16. 신진대사 좋아짐

　신진대사란 인체의 기초대사량과 활동대사량을 말하는데 우리 몸이 에너지를 생성하고 사용하는 화학적 반응을 뜻한다.
　음식을 섭취하면 소화가 되고 그것이 에너지로 바뀌는 과정과 노폐물을 배출하는 데서 대사 과정이 일어나게 된다.

　일반적으로 먹은 음식을 에너지로 바꾸는 과정의 대사와 새로운 세포나 조직을 만드는 합성 대사가 있는데, 신진대사는 우리 몸이 정상적으로 돌아가게 하는 데 있어 매우 중요한 역할이라 볼 수 있다.
　이것이 정상적으로 작동하면 건강 상태를 유지할 수 있지만 이 대사가 느려지거나 문제가 생기면 체중의 증가나 피로 등 여러 문제가 일어날 수 있다.

　잘못된 먹거리로 인해 신진대사가 망가진 분들이 있다. 섭취한 음식의 대사를 위해 운동, 호흡, 어싱 등 좋은 것들이 많지만 금식을 하게 되면 신진대사가 정상으로 빨리 되돌아올 수 있다. 영양소의 흡수가 정상화되고 대사가 좋아지면서 몸의 기능들이 살아나기 시작한다.

17. 혈액순환 좋아짐

우리 몸은 수많은 혈관을 통해 영양과 산소를 공급받게 된다. 혈액 순환 과정을 보면 심장이 가장 중심석인 위치에 있고 동맥과 정맥을 통해 혈액의 순환이 시작된다.

혈액 순환이 안 좋은 분들을 보면 혈액이 끈적거리거나 혈액의 질이 좋지 않은 분들, 혈관이 건강하지 않은 분들, 정맥이 약한 분들인 경우가 많다.

금식을 하게 되면 모세 혈관이 깨끗하게 청소된다. 모세 혈관이 깨끗해지고 또한 혈액 자체가 깨끗해져서 순환이 잘될 수밖에 없다. 디톡스 중 마시는 소금물은 혈액 순환에 큰 도움이 되고 금식으로 인해 정맥들이 건강해지면서 혈액의 흐름이 좋아지게 만든다. 실제로 디톡스를 3일 혹은 7일 한 뒤 혈액을 관찰하면 혈액들이 빠르게 활동하는 것을 볼 수 있다.

18. 호르몬 정상적 분비

호르몬을 분비하는 곳은 내분비계로 뇌하수체, 송과체, 갑상선, 부갑상선, 췌장, 부신, 생식선을 말한다. 신체 기관에서 호르몬을 혈액으로 분비하면 호르몬이 혈액을 타고 각각 해야 할 일들을 수행한다.

뇌하수체에서는 시상하부의 지배를 받아 우리 몸에 중요한 여러 가지 호르몬들을 분비하며, 송과체에서는 멜라토닌을 만들어 분비한다. 멜라토닌은 수면, 성장, 노화 방지 작용에 관여한다. 갑상선은 목 앞 중앙에 위치한 내분비기관으로 갑상선 호르몬을 만들어 대사에 영향을 주고 우리 몸의 심박출량, 심박수, 기초대사율의 증가, 교감신경의 흥분도를 증가시키는 결과를 만들어 낸다.

부갑상선에서 나오는 호르몬은 뼈의 건강 상태와 신장의 건강 상태에 관여한다.

췌장에서 나오는 인슐린은 소화 작용에 관여하고, 부신에서는 코티솔을 분비하여 스트레스 조절을 한다. 뿐만 아니라 엔돌핀, 다이돌핀, 도파민, 세로토닌 등 다양한 호르몬들이 우리 몸의 신경과 몸에 관여하여 작용하는데 우리가 생각하는 것보다 훨씬 더 많은 일들을 하고 있다.

이러한 호르몬의 부족과 과다로 인해 인체는 병에 걸리고 일상 생활에 큰 지장을 주게 된다. 유방암, 전립선암, 갑상선암, 난소암, 사춘기, 갱년기 등에 관여하는데 잘못된 식습관, 특히 잘못된 수면과 먹거리의 문제로 발생한 호르몬의 문제를 해결하려면 디톡스가 필수이다.

호르몬의 정상적 분비를 위해서 최대 7일을 금식해 주면 큰 효과를 얻을 수 있게 된다. 호르몬이 분비되는 기관들이 정상적으로 작동할 수 있도록 회복시키는 데 도움을 준다.

19. 혈액 정화

혈액이 깨끗해야 건강하다. 깨끗한 혈액을 갖게 되면 암, 뇌졸중, 고혈압, 당뇨, 기타 질병뿐 아니라 감염성 질병에서도 자유롭게 될 수 있다. 물론 혈액만 깨끗하다고 모든 것이 해결되는 것은 아니지만 건강을 위한 기본적인 첫 걸음은 무엇보다 혈액이 깨끗해지는 것이다.

나음에서는 암, 고혈압, 당뇨, 아토피가 회복되기 전에 100% 혈액이 먼저 깨끗해진다.

혈액을 일시적으로 깨끗하게 하기 위해 복식 호흡이나 어싱을 할 수 있지만 장기적으로 볼 때 금식보다 더 좋은 것은 없다. 혈전으로 혈액이 뭉쳐 있고 혈액에 콜레스테롤, 중성지방 수치가 높은 분들도 금식을 통해 혈액이 깨끗해진다. 심지어 혈압약이나 당뇨약, 고지혈증, 중성지방약 등의 필요성을 느끼지 못할 정도로 혈액이 깨끗해진다.

20. 혈소판

혈소판은 혈액 응고에 중요한 역할을 하는 혈액 세포 중 하나인데, 출혈 시 혈소판은 혈관 손상부에 부착되어 응고에 작용한다. 혈소판끼리 서로 엉겨 붙으면서 응고를 일으키고 혈관을 수축시켜 지혈에 기여하는 것이다. 혈소판이 부족하게 되면 멍이 들거나 잦은 출혈 등의 문제가 생길 수 있다.

혈소판 기능 이상은 후천적인 기능 이상에서는 신장 부전, 간 부전, 다발성 골수종 질환에 의한 경우가 있다. 혹은 약물 등에 의해 수치의 변화가 생겨 발생하기도 한다.

혈소판의 문제를 해결하기 위해 금식을 하면 빠르게 문제가 해결된다. 혈액이 깨끗해지면 혈소판 작용도 더 원활하게 될 수 있다. 왜냐하면 금식 중 혈소판이 정상적으로 회복되며 조혈 기관들에 좋은 영양을 공급하기 위해 준비하는 시간을 갖게 되기 때문이다.

21. 다이어트- 비만 해결

우리나라 19세 이상 성인의 비만율은 전국민의 37.2%로 심각한 수준이다. 가공 식품과 운동 부족, 세포의 문제로 인해 발생하는 비만은 해마다 증가하고 있다. 문제는 비만도 엄연히 질병임에도 불구하고 심각하게 받아들여지지 않아 해결되지 않고 있다는 것이다. 누구나 비만이 좋지 않고 또 다른 질병을 유발시킨다는 것을 알면서도 해결하지 못하는 이유는 식욕을 조절하지 못하기 때문이라고 볼 수 있다.

금식은 다이어트의 가장 좋은 방법 중 하나이다. 칼로리를 제한하여 오토파지 현상을 일으켜 몸을 건강하게 만들 뿐 아니라 지방을 분해시켜 에너지로 사용하다 보니 칼로리를 제한하는 것보다 더 합리적인 다이어트를 할 수 있게 만들기 때문이다.

그러면 소화 기관이 건강해지면서 살이 잘 찌지 않는 몸이 만들어진다. 그런데 사실 가장 큰 문제는 많이 먹지 않는데도 체중이 증가하는 분들이다. 이것은 대부분 세포의 문제에서 발생한다. 금식을 통해 세포가 건강해지면 충분히 먹어도 살이 찌지 않는다.

22. 두뇌 건강, 기억력 좋아짐

위장과 뇌는 직결되어 있다. 뿐만 아니라 소화 기관도 모두 뇌와 밀접한 관계를 가지고 있는데 두뇌의 건강을 지키기 위해 먹거리는 대단히 중요하다. "위가 막히면 뇌도 막힌다"는 말이 있다.

과식을 하게 되면 뇌는 혼란을 겪게 된다. 특별히 혈액이 위장으로 과도하게 몰려 뇌의 정상적인 활동 범위가 줄어들고 만다. 흔히 경험할 수 있는 것은 과한 식사를 한 후 식곤증이 오는 것이다. 공복에는 크게 없지만 식후 운전을 하거나 책을 보거나 하다 보면 식곤증을 경험하게 되는데 이것은 위에서 음식을 처리하느라 혈액이 몰려서 일어나는 현상이다. 즉 위장의 상태가 뇌에 영향을 끼친다는 것이다.

복잡한 음식, 과식, 야식, 간식 혹은 뇌 혈류나 뇌 기능에 해로운 음식들은 뇌의 건강을 약화시킨다.
잘못된 식습관으로 뇌가 계속 망가진다면 디톡스를 해 줄 필요가 있다. 디톡스를 하게 되면 망가진 뇌는 회복되고 건강 상태가 말할 수 없을 정도로 좋아질 수 있다.

뇌신경 세포들이 회복되기 시작하고 죽어가던 뇌세포는 정상적으로 회복될 수 있다. 디톡스를 통해서 기억력과 기타 뇌 질환들이 회복되는 것을 많이 볼 수 있다. 총명한 뇌를 소유하기 위해 짧은 금식 혹은 7일까지도 금식은 가능하며 누구나 쉽게 건강한 두뇌를 갖게 된다.

23. 컨디션 좋아짐

 금식을 하게 되면 컨디션이 좋아진다. 물론 배고프고 음식을 먹고 싶은 유혹이 있지만 몸 자체의 트러블 상황이 완화된다. 소화에 사용되는 에너지가 몸을 회복시키는 데 사용되기 때문이다. 또한 음식을 먹음으로 인해 소비되는 산소와 물을 효율적으로 사용할 수 있게 된다. 짧은 기간일지 모르나 금식하는 기간 동안 몸은 회복이 된다.

 금식으로 인해 컨디션이 좋아지는 가장 분명한 이유는 쉬지 못한 소화관을 쉬게 함으로 활력을 얻게 되고 의욕이 생기게 되기 때문이다.
 기계도 쉬지 않고 계속 사용하면 모터가 타 버릴 수도 있다. 그런데 잠시 쉬어 주면, 그것만으로도 고장 나지 않고 정상적으로 작동할 수 있게 되는 것이다.
 이처럼 금식으로 위장을 쉬어 주면 염증이 사라지게 되고 활성산소가 줄어들게 됨으로 컨디션이 좋아질 수밖에 없다.

24. 관절염

뼈와 뼈가 연결되는 곳이 관절인데 부드러운 재질로 싸여 있다. 연골은 쿠션처럼 관절이 자유롭게 움직일 수 있도록 도와준다. 또한 활막이라고 하는 섬유질 막으로 싸여 있으며 마찰을 방지하기 위해 활액을 분비하는데 관절염이 생기는 원인은 연골이 닳아 발생하는 경우가 많다. 노화, 혹은 관절에 생기는 상처, 감염 등이 원인으로 알려져 있지만 관절염 종류가 워낙 많다 보니 정확한 판단을 하기는 힘들다.

류마티스 관절염이든 퇴행성 관절염이든 사실상 가장 큰 원인은 염증이다. 인체 내 유발된 염증들은 때로는 뼈의 변형까지도 만들게 된다. 관절염이 있을 때 3일 이상 금식으로 얻게 되는 대표적인 유익은 관절염으로 인한 통증 완화이다. 염증이 줄어들면서 통증이 줄어들고 관절염이 좋아지는 경험을 할 수 있다.

25. 혈당 조절

당뇨는 탄수화물이 포도당으로 바뀌어 세포에 들어가지 못하고 혈액 속에 남아 있는 상태, 즉 혈액 속에 당분이 많아 소변으로 배출되는 것을 말한다. 세포가 건강하지 못할 때, 혹은 췌장의 문제로 인해 발생한다. 원인을 모르고 약물을 사용하거나 주사를 맞아서 해결하는 경우가 있지만 그렇게 되면 나중에는 더 큰 문제로 이어질 수 있다.

탄수화물이 섭취가 되면 반드시 인슐린이 나와야 한다. 그리고 그것은 세포의 문을 열어 당분이 세포 안으로 들어갈 수 있게 하는 역할을 하는데 인슐린 저항을 받을 때가 많다. 췌장의 문제로 인슐린 부족 현상도 문제가 되겠지만 대부분 세포의 인슐린 저항이 더 큰 문제가 된다.

그렇다면 인슐린 저항을 만드는 것은 무엇일까?
대부분 지방이다. 육식을 하게 되면 인슐린 저항이 더 강해진다. 당뇨환자는 설탕도 위험하지만 육식이 더 위험할 수도 있다.

혈당을 안정화시키기 위해 금식을 하는 것은 세포를 건강하게 만드는 지름길이다. 3~7일의 금식을 하면 세포가 건강해지고 췌장이 건강해진다. 실제로 많은 사람들이 7일 금식을 한 뒤 식생활이 바뀌면 서서히 당뇨병이 회복되는 것을 볼 수 있다.

26. 갑상선 기능

목에 위치한 갑상선은 우리 몸의 대사 작용을 일정하게 유지시켜 주는 매우 중요한 역할을 한다. 갑상선은 우리 몸에서 가장 큰 내분비 기관이다. 성장, 발육, 체온을 조절하는 중요한 장기다. 또 음식을 통해 흡수된 요오드를 통해 호르몬을 만들어 몸에 보낸다.

갑상선 호르몬이 많이 분비되면 우리가 먹은 음식이 빨리 타서 없어지면서 열이 발생하고 몸은 더워지고 땀이 많이 나며 체중이 빠지게 된다.

또한 자율 신경이 흥분하게 되며 심장이 빠르게 뛰고 위장 운동 속도가 빨라져 잦은 대변을 보거나 설사를 하기도 한다. 또 신경이 예민해지기도 한다.

반대로 갑상선 호르몬이 적게 분비되면 우리 몸의 대사가 감소되어 춥고 땀이 나지 않고 얼굴과 손발이 붓고 체중이 증가한다. 자율 신경이 둔해지고 심장은 천천히 뛰고 위장의 운동 속도가 느려져 변비가 생길 수도 있다.

갑상선 호르몬의 분비는 뇌 속에 있는 뇌하수체의 조절을 받고 있으며 뇌하수체는 갑상선 자극 호르몬을 분비해 갑상선의 기능을 조절하여 몸을 일정하게 만든다.

식생활의 문제로 인해 갑상선에 문제가 발생하게 되면 우리 몸은 빠르게 망가지고 2차적으로 다른 문제까지 생길 수 있다.

갑상선 호르몬에 문제가 있는 경우 디톡스는 필수다. 디톡스를 통해 음식의 흡수, 뇌의 안정 등 몸의 변화가 일어나면서 갑상선 호르몬이 과하거나 적게 나오는 이상 반응들을 회복시킬 수 있다. 이것은 갑상선 자체를 치료하는 것이 아니라 몸이 정상화되고 호르몬 계통의 문제가 해결되면서 갑상선 기능에 큰 도움이 된다.

27. 영양 흡수

좋은 음식들, 그리고 영양이 풍부한 음식들이 많다. 우리는 영양학적 정보를 통해 수많은 영양소에 대해서도 익히 알고 있으며 그것들이 얼마나 필요한시 도 어디에 낳이 들어 있는지도 알 수 있다.

문제는 그것이 우리 몸에서 과연 흡수가 다 될까 하는 것이다. 아무리 좋은 영양소를 섭취한다 해도 그것들이 인체에 흡수되지 않으면 오히려 우리 몸에 독소로 남아 질병의 원인이 되기도 한다.

음식을 통해 비타민, 미네랄, 단백질, 탄수화물, 파이토케미컬, 효소 등 우리 인체에 꼭 필요한 영양소들을 섭취하게 된다. 물론 가공 식품과 육식 위주의 식사로 인해 영양의 균형이 깨지기도 한다. 그래서 사람들은 이를 보충하기 위해 영양제를 섭취하여 밸런스를 맞추려고 노력한다. 그러나 문제는 여기에서 일어난다.

영양제를 먹는다 해도 그 성분 대부분을 우리 몸에서는 흡수하지 못한다. 만약에 우리가 홀 푸드 식사(껍질째 먹는 식사)를 하게 되면 껍질의 섬유질, 그리고 그 안에는 당질과 미네랄, 비타민이 골고루 들어있어 우리 몸에 최적의 상태로 흡수할 수 있게 된다. 섬유질은 소화되는 시간을 조절하며 각종 영양소는 과다하게 들어있지 않고 균형 지게 함께 섭취되기 때문에 소화관에서 전혀 부담 없이 흡수된다.

하지만 가공된 곡식을 섭취하면 혈당은 빠르게 오르게 되고 영양제를 따로 섭취히게 되면 간은 그것을 소화시키느라 큰 부담을 갖게 되며 게다가 만약 소화력이 약하다면 몸은 점점 무리되고 지치게 된다.

영양 흡수가 잘 안된다는 것은 소화가 잘 안된다는 뜻이며 그 결과 대변에 문제가 오는 경우가 많다. 변이 잘 풀어지거나 설사를 하는 것이 가장 기본적인 증상인데 때로는 변비로 나타나기도 한다.
다른 증상으로는 두통이 오거나 얼굴에 여드름이 생기기도 하고 자주 체하며 속이 더부룩하기도 한다. 영양 흡수가 안되면 영양소가 부패하여 독소가 만들어지고 가스가 발생하는데 이때 염증이 시작되고 암세포도 자랄 수 있게 된다.

영양 흡수를 위해 3~7일간 디톡스를 하게 되면 우리 몸은 정상적인 소화 능력을 회복하게 된다. 이때 소화액을 담당하는 모든 기관들도 회복이 되면서 새롭게 일할 준비를 갖추게 되고 음식을 꼭꼭 씹어서 잘 섭취하면 영양 흡수가 잘되는 것을 느끼게 될 것이다. 이때부터 우리 몸은 건강해시기 시작한다.

디톡스를 할 때 꿀물과 소금물 섭취는 필수다. 하루아침에 몸이 바뀔 수는 없지만 노력을 통해 조금씩 바뀌는 경험을 할 수 있게 된다.

오토파지, 자가 포식(건강, 수명)

　한 끼 혹은 하루 디톡스가 얼마나 좋은지에 대해서는 이미 검증된 사례를 통해 충분히 알 수 있다. 지금까지 디톡스는 일부 사람들에게는 관심을 받았지만 의학계에서는 크게 인정받지 못하고 있으며 다른 요법과 같은 수준으로 여겨져 왔다. 그런데 2016년 일본의 오스미 요시노리 박사의 오토파지(Autophagy), 자가포식 현상 과정의 메커니즘을 통해 노벨의학상을 수상한 뒤 '금식'을 바라보는 세상의 시선이 바뀌기 시작했다.

　오토파지라는 말은 그리스어로 오토(Auto)-'자기'를, 파지(phagy)-'먹다'라는 뜻으로 세포 내 노폐물을 처리하고 재활용하는 메커니즘이다. 이후 오토파지에 관련된 논문들이 수천 건이나 쏟아져 나왔다.

　역사를 거슬러 올라가면 1950년대 세포 내에서 효소를 생성하고 단백질과 탄수화물, 지방을 분해하고 소각하는 임무를 맡은 소기관을 발견하여 리소좀이라고 부르기 시작했다. 오토파지의 첫 발견자는 벨기에의 생화학자 크리스티 앙 드 두베 박사이며 1947년 노벨 의학상을 수상한 바 있다.

좀 더 자세하게 살펴보면 세포에 위 같은 특수 소화 효소가 포함되는데 효소들의 도움으로 리소좀은 낡거나 손상된 세포를 분해하고 소멸시키는 역할을 하게 된다. 리소좀의 도움으로 다른 단백질 구조도 아미노산으로 분해된다.

1970년대와 1980년대에는 세포에서 단백질을 분해하는 다른 성분인 프로테아좀이 발견되었고 이 시스템을 발견한 아론 치차노바, 아브람 헤르쉬코, 어윈 로즈 세 과학자들은 2004년 노벨 화학상을 수여받았다.

오토파지의 연구가 진전되지 않았을 때 오스미 교수는 진핵생물 가운데 비교적 단순한 효모를 골라서 실험하려 했지만 효모는 세포가 너무 작아 그 안에서 일어나는 오토파지를 현미경으로 관찰하기가 쉽지 않았다. 당시 과학자들은 오토파지가 효모 안에서 일어나는 현상인지조차 의심하는 때였다.

이때 오스미 교수는 효모에서 오토파지 현상을 교란시킨 뒤 현미경으로 관찰하는 방법을 선택했고 그는 분해되지 않은 자가 소포체가 효모 안에 남아 있는 경우가 있다는 사실을 발견했다. 그래서 효모에 일부러 돌연변이를 일으켜 오토파지를 제대로 하지 못하는 효모를 만든 뒤 관찰해 보았는데, 자가 소포체 안의 세포 구성요소나 소기관들이 분해되지 못하고 쌓여 있는 것을 확인할 수 있었다.

1992년 오스미 교수는 효모에서 오토파지가 일어난다는 사실을 학계에 보고 했고 이듬해 같은 방법으로 오토파지가 일어나는 데 중요한 역할을 하는 유전자를 15개나 찾게 되었다. 유전자들은 자가 소포체가 만들어지는 과정에 필요한 단백질을 만들었다.

이런 연구를 통해 자가포식 시스템을 구축해 나갔으며, 확신을 가지고 세상에 자가포식에 대해 알리기 시작했고, 결론부터 말한다면 '하루 디톡스'는 노벨상을 받을 만한 엄청난 이론이 되었다.

디톡스는 몸속 독소를 해독하는 방법인데 이때 가장 중요한 것이 금식을 하는 것이다. 많은 종교계에서 이용했던 금식은 정신 수양, 혹은 종교적 형태로 행해져 왔으나 이제는 금식이 혈액을 깨끗하게 하고 세포를 건강하게 만들어 건강에 좋은 영향을 주고 수명이 길어지는 효과를 만드는 자연 치유라는 사실을 알 수 있다.

우리의 소화관은 쉬지 못한 채 현재까지 많은 일을 했다. 인체에 맞지 않는 음식들 즉 현재 분비되는 위의 산으로 처리할 수 없는 동물성 단백질과 지방질들은 소화관을 병들게 했다. 소화 기관에 맞는 음식에 비해 우리 몸은 비정상적인 음식물들을 더 많이 섭취하기 때문에 배 이상의 에너지를 사용해야 해서 금방 지치게 된다.

가공된 음식들, 인스턴트 식품들, 칼로리가 높은 음식들은 영양소와 섬유질이 부족하기 때문에 식후 공복감을 빠르게 느끼게 한다. 그래서 식사를 하고도 중간에 무엇인가를 먹게 되고 우리 몸은 쉬지 못하고 계속해서 일하게 되는 것이다.

 또한 저녁 식사나 야식을 통해서 우리 몸은 지친다. 이미 하루 종일 지쳐 있는 소화관에 음식을 넣게 되면 정상적인 처리를 하지 못한다. 우리가 사용하는 에너지는 단지 탄수화물, 즉 계속해서 먹는 음식물을 통해서만 사용된다. 사용되지 못한 영양소는 이때 혈액 속이나 간, 그리고 복부나 기타 여러 곳에 지방으로 쌓이기 시작한다. 이렇게 되면 소화되고 남는 모든 열량들이 살이나 독소가 되어 질병의 원인이 된다.

 디톡스를 하게 되면 자가포식 즉 오토파지 현상이 일어난다. 우리는 이미 소화관을 무리하게 하고, 지치게 해서 독소가 쌓이게 되었다는 것을 스스로 알 수 있다.

 소화가 안 되거나, 두통이 있거나, 피곤하거나, 배변에 문제가 있거나, 체중에 변화가 생겼거나, 컨디션이 좋지 않거나, 상처가 잘 낫지 않거나, 체온이 떨어지거나, 면역이 약해질 때 독소가 이미 우리 몸에 꽉 차 있다는 사실을 알 수 있다.

 이때 소화관을 쉬어 주지 않고 계속 식사를 하게 되면 독소가 더 쌓이게 된다. 그렇기 때문에 반드시 소화관을 쉬게 해야 한다.
 한 끼만 금식해도 포도당으로부터 만들어져 사용되었던 열량 대신 지방을 사용해서 에너지를 만들게 된다.
 만일 한 끼를 넘어 하루 혹은 7일까지 금식을 해준다면 우리 몸은 어떻게 바뀌게 될까?

 그렇게 되면 몸속의 지방 세포가 활성화되며 자가포식을 통해 세포들이 더 적극적으로 활동하기 시작하기 때문에 건강해질 수밖에 없는 것이다.

 더 놀라운 것은 금식하는 기간이 하루 이상이 되면 우리 몸은 몸에 축적되어 있던 노폐물, 심지어 박테리아까지 이용해 에너지로 사용할 수 있다는 것이다.
 쉽게 말하면 포도당 섭취가 제한될 경우 우리 몸의 줄기 세포가 활성화되고 인체 내 모든 것들을 동원해서 에너지를 만들 수 있는 준비를 하게 된다는 것이다. 이때 몸속 쓰레기들을 모아서 에너지로 사용할 수 있는, 최고 가성비 좋은 상황이 발생하게 되는 것이다.

 옛날에는 아궁이에 불을 지펴서 방을 따뜻하게 했는데 이때 연료는 나무였다. 장작을 해서 불을 때다 보면 나무 껍질 등의 부산물들이나 쓰레기들을 모으게 된다. 이것들을 그냥 놔두면 집 주위가 너무 지저분해지는데 이것을 모두 모아서 아궁에 넣게 되면 불을 때는 재료로도 사용하고 집 주위 정리도 되는, 일석이조의 효과를 얻게 되는 것이다. 쓰레기를 청소할 수 있어서 좋고 그것을 통해 방이 따뜻해지기 때문에 좋다.

 오토파지 즉 자가포식이 '자기를 먹다'라는 뜻을 가지고 있는데 우리 인체의 노폐물, 박테리아 등을 이용해서 에너지원으로 사용할 때 우리 몸에 노폐물이 해결될 수 있게 된다.

MISSION 5

미션 5

디톡스를 위한 준비

잘못된 디톡스를 하느니 차라리 하지 않는 것이 낫다.
디톡스를 위해 충분한 준비를 하는 것은 매우 중요하다.

디톡스 하기 전 마음 정하기

　디톡스를 하기 위해 가장 중요한 것은 목표의식, 계획, 마음 정하기이다. 그냥 막연하게 건강에 도움이 되고 질병이 치유될 것이라고 생각하고 무턱대고 시작한다면 실패로 끝날 확률이 굉장히 높을 것이다.

　사실 디톡스는 우리의 식생활 전반에서 실천되어야 한다.
　하지만 좀 더 빠른 변화와 확신을 얻기 원하는 분들을 위해서 디톡스 시 금식은 꼭 필요하다.

　디톡스를 하기 전 먼저 자신의 상태를 아는 것이 필요하다. 왜냐하면 디톡스를 통해서 우리 몸의 변화가 어느 정도인지 미리 예상할 수 있고 그것을 토대로 자신의 건강을 유지시키고 회복시킬 확신을 가지고 계획할 수 있기 때문에 매우 중요하다.

　우리 몸은 신기하게도 우리의 의지에 따라 많은 변화를 보이게 된다. 이전 부친께서 살아 계실 때 센터의 입소 조건 중 하나가 7일 디톡스였다. 체력이 안 되거나 하기 힘드신 분들은 입소가 안 되었다. 그러다 보니 미리 마음의 준비를 하고 오시는 분들이 많았다. 선택이 아닌 의무에 의해서 7일을 금식한다는 것이 쉽지 않았지만 7일 금식을 선택한 분들에게는 회복이 될 수 있는 최고의 기회가 되었다.

'그곳에 가면 7일을 금식해야 돼'라는 생각에 이미 마음의 준비를 하고 오시는 분들이 많았는데 이렇게 준비가 된 상태에서 금식을 할 경우 신기할 정도로 훨씬 더 많은 효과를 볼 수 있었다.

디톡스를 위해 가장 먼저 해야 할 일 중 하나가 바로 마음의 준비인데 '내가 며칠을 하겠다'라는 계획 속에 확신과 용기, 희망을 가지고 시작할 때 우리 몸도 그것에 반응을 하게 되는 것이다.

많은 사람들은 금식만 하면 큰 효과가 있을 것이라고 기대를 하고 시작하지만, 사실 디톡스는 금식뿐 아니라 보식, 그리고 그 뒤의 식생활 관리까지 포함된다. 7일간의 디톡스를 잘 마쳤다 하더라도 보식을 잘못하거나 그 후 관리를 잘못하면 오히려 좋지 않은 결과를 만들 수도 있다. 디톡스는 식습관의 방향을 바꿔 주는 역할을 하기 때문에 전체적인 라이프스타일을 개선하는 것이 디톡스라는 것을 명심해야 한다.

살이 너무 많이 빠져서 체력이 약하거나, 최근에 식사를 잘 하지 못했거나, 항암 치료나 수술 혹은 약물 치료로 인해 기력이 너무 쇠했을 때는 디톡스를 무리하게 하면 안 된다.

디톡스를 할 때 목표를 정하고 하는 것이 좋은데 본인이 회복될 수 있다고 믿고 시작하는 것이 중요하다. 물론 마음이 조급한 경우 치유를 망칠 수 있기 때문에 너무 급하게 회복되기를 바라는 욕심도 버려야 한다.

디톡스는 약물 치료가 아니기 때문에 결과가 빠르게 원하는 대로 나타나지 않을 수도 있다. 그러나 믿고 열심히 한다면 분명 좋은 결과를 얻게 될 것이다.

가끔 "저는 한 끼도 못 굶습니다"라고 이야기하는 분들이 있다. 한 끼 굶는 것도 못 참는다는 분들이 생각보다 많은데 이런 분들은 어떻게 금식을 할 수 있을까?

신기하게 나음에서 상담하면서 그런 분들에게 "충분히 하실 수 있어요 도전해 보세요"라고 말씀드리면 생각보다 쉽게 마음의 결정을 하시곤 한다. 그런데 결과는 더욱 놀랍다. 한 끼도 금식하지 못한다는 분들이 7일 동안 금식을 거뜬하게 하시는 것이다.

한 끼도 힘들어 하시는 분들이 어떻게 5일, 7일 금식을 해낼 수 있었던 걸까?

우리 몸은 우리가 계획하고 생각하고 다짐하는 대로 반영된다. 그리고 그 결심을 받아들인다. '내 몸을 위해 7일 금식을 해야지'라고 생각하고 다짐하면 우리 몸은 그것을 받아들이고 금식할 준비를 하게 되는 것이다.

마음을 강하게 먹고 시작하면 생각보다 쉽게 효과 있는 디톡스를 할 수 있게 된다.

몸 체크하기
- 어떤 디톡스 방법을 선택할지 선정 방법

모든 사람의 신체 구조는 같지만 같은 디톡스를 해도 그 효과는 다 다르다. 어떤 사람에게는 7일 디톡스가 가장 큰 효과를 줄 수 있고, 또 어떤 사람에게는 3일 디톡스가 가장 큰 효과를 줄 수도 있다.

사람의 몸에 따라 그리고 영양 상태에 따라 달라지는데 디톡스를 하기 위해 먼저 자신의 몸 상태를 알아야만 한다.

먼저 체중을 체크하는 것이 중요하다. 만일 체중이 정상체중 이하로 빠져 있다면 짧은 금식은 괜찮지만 길게 하는 것은 문제가 될 수도 있다. 물론 체중이 적게 나가도 7일 디톡스를 성공적으로 마치는 분들도 많지만 심한 저체중인 경우에는 짧게 하는 것이 좋다.

항암 치료 직후나 수술 직후라면 금식은 피하는 것이 좋다. 하지만 금식을 꼭 하고 싶다면 짧은 금식을 추천한다. 영양이 필요한 경우 길게 금식을 하는 것은 문제가 될 수 있기 때문에 기력을 어느 정도 회복한 후에 하는 것이 좋으나, 만일 항암 후 식욕이 너무 없다면 항암의 독을 제거하기 위해 1~3일 정도 짧은 금식을 하는 것도 괜찮다.

설사나 두통, 열이 날 때, 가려움증이 심할 때 디톡스는 큰 도움이 된다. 이때는 무조건 하루 이상 식사를 하지 않는 것을 추천한다.

신경 써야 할 문제가 있는 상황이거나, 육체적으로 일을 많이 해야 하는 경우라면 디톡스를 미루는 것이 좋다. 왜냐하면 디톡스 효과를 보지 못할 수도 있기 때문이다. 이때는 차라리 소식을 하는 것이 좋고 스트레스를 너무 심하게 받았거나 감정적으로 격앙되어 있는 경우에는 한 끼 정도만 거르는 것이 좋다.

일을 많이 해야 하거나 여행을 하는 경우에도 가급적으로 피하는 것이 좋고 디톡스 중 가족의 밥을 해주는 것도 최대한 피하는 것이 좋다. 물론 피할 수 없는 상황은 어쩔 수 없으나 디톡스 중 요리를 계속 하게 되면 유혹에 넘어가는 경우도 있고 디톡스하기 좀 더 힘들 수 있다.

몸은 늘 바뀔 수 있다. 그렇기 때문에 지금 현재 자신의 몸 상태를 잘 아는 것이 중요하다.

디톡스 준비물

디톡스, 혹은 금식을 단지 '음식을 먹지 않는 것'이라고 생각하지만 더 효과적인 결과를 얻기 위해 알아 두면 좋은 것들이 있다.

1. 물

물은 디톡스 효과를 높이기 위해 반드시 마셔 주어야 한다. 평상시 1.5L를 마셨다면 디톡스를 할 때는 2배, 즉 3L까지 충분히 마시는 것이 좋다. 이 물에는 프로폴리스를 희석해서 마시는 물, 꿀을 타서 마시는 물, 소금을 타서 마시는 물도 포함된다.

물은 인체의 노폐물 청소제다. 물을 충분히 마셔야 디톡스에 좋으며 신선하고 깨끗한 물을 준비하도록 한다.
미네랄이 부족한 정수된 물보다는 자연수를 마시는 것이 좋다.

물을 마실 때 가급적 미지근한 물을 마셔야 하고 디톡스 중에라도 한 꺼번에 물을 급하게 너무 많이 마시지는 말아야 한다. 천천히 마시고 조금씩 자주 마시는 것이 좋다. 또한 디톡스 중 물은 자유롭게 어느 시간대에나 마셔도 좋다. 단 잠자기 전에 많이 마시면 잠자는 중 소변을 봐야 하기 때문에 깊은 잠을 못 잘 수도 있다.

디톡스 중 물을 적게 마시는 분들이 종종 있는데 확실한 것은 혈액이 덜 깨끗해진다는 것이다.
디톡스를 계획한다면 충분히 마실 수 있는 물을 꼭 준비해야 한다.

2. 꿀

디톡스를 하면 배가 고프고 힘들 것이라고 생각하지만 꿀물을 마시면서 디톡스를 하면 생각보다 배가 고프지 않다는 것을 느끼게 된다. 꿀은 위에서 흡수는 되지만 소화관의 작용을 크게 작동시키지 않고 소화 효소도 분비시키지 않기 때문에 디톡스 할 때 사용하면 좋은 식품이다.

디톡스를 하기 위해 가급적 좋은 꿀을 준비하는 것이 좋다. 한 번 사용되는 양이 1.5~2스푼가량 되기 때문에 디톡스 기간을 계산해서 적당한 양의 꿀을 미리 준비하도록 한다. 단 농축하지 않은 꿀, 설탕이 섞이지 않은 꿀이어야 한다.

간혹 꿀물을 마시면 속이 좋지 않은 경우도 있다. 또한 며칠 꿀물을 마시면 질리는 경우가 있다. 이때는 레몬즙을 희석해서 섭취하는 것도 나쁘지 않다.

3. 소금

소금은 디톡스 중 필수 식품이다. 소금 없이 디톡스를 하면 몸에 무리가 될 수도 있기 때문에 반드시 소금을 사용해야 하는데 소금은 몸의 염도를 맞춰 주고 혈액의 산도를 정상적으로 맞춰 주는 역할을 한다.

1일 디톡스 중 최소 3g의 미네랄 소금을 사용하되 상황에 따라 6g 혹은 9g까지 사용하는 것도 좋다. 응급실에 가서 기본적으로 맞는 링거 주사가 0.9% 생리식염수, 즉 염분이 섞인 물이다.
디톡스 중에 꿀과 소금을 적절히 사용하면 몸에 큰 무리 없이, 그리고 힘듦 없이 디톡스를 할 수 있다.

4. 프로폴리스

프로폴리스는 천연항생제 역할을 하는 건강 기능식품으로 누구나 사용이 가능하다. 디톡스 시 물에 희석해서 섭취하면 염증과 노폐물 처리에 큰 도움이 된다.
좋은 프로폴리스를 디톡스 중 사용하면 디톡스 효과를 더욱 높일 수 있다. 특히 감기에 걸리거나 염증성 질환이 있을 때 프로폴리스의 사용으로 회복이 되는 경우가 많다.

물 500cc에 프로폴리스 분말 0.5~1g을 희석하여 오전과 오후에 각각 두 번 섭취하면 좋은데 한 번에 마시기보다는 조금씩 자주 나눠서 마시는 것이 좋다.

5. 숯

먹는 숯은 디톡스 중 몸속 염증을 없애 주고 병든 간을 회복시켜주는 데 아주 좋은 식품이다. 숯 3g을 디톡스 중 매일 저녁 섭취하면 좋다. 섭취 시 변의 색이 검정색으로 나오는 것은 정상적인 변화이며 숯의 흡착 작용으로 인해 변비가 유발될 수 있으니 숯을 복용하는 동안 충분한 수분 섭취는 필수이다.

6. 관장 기구

디톡스의 효과를 높이기 위해 소금 관장이나 레몬 관장을 하면 좋다. 관장 기구는 인터넷에서 구입 가능하며 사용하는 방법을 알아 두면 좋다. (관장하는 방법 249페이지 참조)

명현 반응 미리 알기

디톡스를 한다고 해서 몸이 바로 좋아지는 것은 아니다. 대부분 즉시 좋아질 것이라는 기대를 가지고 금식을 시작하지만 생각보다 원하는 효과가 즉시 나타나지 않고 오히려 이상반응이 나타날 때가 있다. 그것이 바로 명현 반응이다.

명현 반응이란 쉽게 말해 인체에 쌓인 노폐물이 배출됨에 따라서 몸에서 다양한 증상들이 나타나게 되는 것을 말한다. 이것을 알지 못하고 시작하면 증상이 나타났을 때 당황하여 포기하고 실패로 돌아갈 확률이 높아진다.

명현 반응이 없이 지나가는 경우도 있지만 대부분의 경우에 명현 반응이 나타난다. 명현 반응을 다른 말로 표현하자면 '호전 반응'이라고 말할 수 있는데 몸이 좋아지는 과정에서 거치게 되는 과정이라는 것을 기억해야 한다.

가장 많이 나타나는 명현 반응은 예전에 몸이 좋지 않았던 곳에 이상

반응들이 나타나는 것이다. 예전에 다쳤던 곳, 염증이 있던 곳, 안 좋았던 장기에 보통 이상반응이 나타나게 되는데 대부분 그곳이 회복되는 과정에서 일어나는 현상이다.

 독소가 갑자기 많이 빠져 나가는 분들에게 명현 반응은 때때로 고통과 통증으로 나타나기도 하는데 이를 잘 버텨 내면 반드시 회복이라는 좋은 결과를 얻게 될 것이다.

현기증

 현기증은 앉았다가 일어날 때, 누웠다가 일어날 때 일어나는 현상으로 인체의 에너지가 치료해야 할 곳으로 몰리게 되면서 나타나는 현상 중 하나이다. 이럴 때는 넘어져서 다치는 상황을 만들지 않도록 주의해야 한다. 이 증상은 오래 지속되지는 않는다. 때때로 디톡스 후 보식하는 과정에서도 한동안 일어나지만 대개 2주~1개월 안에 가라앉게 된다.

두통

 머리가 아픈 증상도 자주 나타나는데 독소가 갑자기 빠져 나갈 때 일어나는 현상으로 소화기관이 좋지 않을 때, 혹은 뇌의 혈류가 잘 안 통할 때 나타나는 현상이다. 이때는 물을 충분히 마시고 좋은 공기를 충분히 마셔 주는 것이 좋다.

메스꺼움

　메스꺼운 증상은 소화관이 좋지 않았던 사람들이 회복되는 과정 중 일어나는 현상이다. 이때는 소금물을 마셔 주거나 혹은 꿀물을 마셔 주면 좋다.

기력 저하

　칼로리가 제한될 때 일어나는 일반적인 현상으로 이것은 식사를 하면 금방 회복된다.

수면의 문제

　너무 많은 잠이 온다거나 숙면을 취하지 못하는 현상이 일어난다. 정상적인 수면을 하지 못했던 분들에게 주로 나타나는 현상인데 규칙적인 수면 패턴을 유지함으로 회복이 될 수 있다.

가려운 증상

　가장 많이 나타나는 명현 현상 중 하나로 이 증상은 디톡스가 끝난 이후 보식하는 기간에도 한참 동안 이어질 수 있다. 잠을 설칠 정도로 가려울 수도 있는데 인체의 독소가 완전히 빠져 나갈 때까지 충분한 시간을 두고 기다려야 한다.

DETOX
LIFE

미션 6

방태환의
디톡스라이프 실전편
- 금식

산삼을 먹는 것보다 금식이 몸에 훨씬 좋다.
디톡스는 우리가 생각하는 것보다
훨씬 유익하다는 것을 알아야 한다.

하루 세 번 꿀물을 마신다

디톡스에 대한 마음의 준비가 되었고 날짜를 정했다면 바로 시작하면 된다. 디톡스를 시작할 때 꿀물은 무조건 마셔야만 하는 것은 아니다. 꿀은 염증을 빼는 데 좀 더 도움을 주고 디톡스를 좀 더 쉽게 하기 위해서 사용하는 것이다.

꿀은 너무 뜨겁지 않은 물에 타서 마신다. 물의 온도는 인체의 체온과 비슷하게 마시는 것이 가장 좋은데 여름엔 좀 더 시원하고, 겨울엔 좀 더 따뜻하게 마셔도 괜찮다.

> 물 300ml에 꿀 28g,
> 큰 수저로는 약 1스푼 반~2스푼가량 타서 마신다.

당분이 많다고 생각될 수 있다. 그러나 좋은 꿀이라면 심각한 고혈당 환자 외에는 큰 문제가 되지 않는다.
당뇨가 있다 해도 충분히 섭취할 수 있으며 당이 높은 분들만 좀 더 나눠서 섭취하거나 꿀의 양을 조금 적게 섭취하면 된다.

꿀물을 하루 2~3회 정도 마시도록 한다. 꿀물을 마실 때는 침과 충분히 섞이도록 입에 오래 머금고 천천히 마시는 것이 좋고 가급적 정해진 식사 시간에 마시는 것이 좋다.

너무 달다고 느껴지는 분들은 꿀의 양을 줄여서 섭취하도록 한다. 대부분 초반에는 괜찮지만 나중에는 꿀에 질리게 될 수 있다. 만약 꿀이 너무 물린다면 레몬꿀을 마시는 것도 좋다. 혹은 한두 번 꿀물을 건너뛰는 것도 나쁘지 않다.

병원에 입원하면 포도당 주사를 맞듯, 당분을 섭취하는 거라고 생각해도 좋다. 잘못된 디톡스는 당분 부족으로 몸이 망가질 수도 있다. 포도당을 맞는다고 생각하면서 꿀물을 마시면 아주 편하게 그리고 건강하게 디톡스를 할 수 있을 것이다.

미지근한 물을 충분히 마신다

디톡스 중 체온이 떨어질 수 있다. 이때 충분한 물을 마셔야 하며 이때 마시는 물은 인체의 노폐물을 청소하는 데 아주 중요한 역할을 하게 된다.

디톡스 중 흔히 실수하는 것 중 하나는 바로 찬물을 마시는 것인데 찬물을 마시게 되면 열량을 만들어 내는 음식물이 없기 때문에 체온이 더 떨어질 수 있다. 체온과 비슷한 물을 마시든 혹은 체온보다 좀 더 따뜻한 물을 마시는 것이 가장 좋다.

디톡스 시 하루 동안 마시는 양의 물을 보면

꿀물 세 번(총 750ml)
프로폴리스 희석물(총 500ml~1L)
소금물(총 500ml~1L) 정도로 보면 된다.

충분한 수분 섭취를 통해 혈액, 혈관, 림프 그리고 각 조직의 노폐물들을 처리할 수 있다. 만약 디톡스 중 물 섭취가 적다면 기대한 것만큼 노폐물 해결이 잘 안될 수 있다.

　종종 디톡스 중 물을 1L 미만으로 마신 분들의 혈액을 관찰해보면 생각보다 깨끗하게 바뀌지 않는 것을 보게 된다. 물론 디톡스 이전보다 좋아지긴 하지만 충분한 물을 마신 사람들과 비교할 때 변화율이 좋지 않다는 것을 알 수 있다.

　아침에 일어나자마자 충분한 물을 마신다. 만약 아침 일찍 물을 마셨을 때 배가 아프다면 물을 천천히 조금씩 나눠서 마시도록 한다. 매일 반복하다 보면 점점 나아질 것이다.

　배가 고플 때마다 혹은 유혹이 있을 때마다 물을 마시도록 한다. '물을 너무 많이 마시는 것은 아닌가?' 걱정할 수 있지만 걱정하지 않아도 된다. 왜냐하면 물을 많이 마셔서 필요 이상 섭취된 물은 소변으로 배출되기 때문에 소변량이 증가할 뿐 문제는 없다.

　주의할 것은 물을 충분히 마시지 않았던 분들이 갑자기 한꺼번에 많이 마시면 무리가 될 수 있다는 것이다. 몸에 흡수가 되는 부분을 감안해서 조금씩 나눠서 천천히 마시도록 해야 한다.

　물을 자주 혹은 충분히 마시게 되면 음식에 대한 욕구도 사라지고 배고픔도 진정될 수 있다.

7일 금식을 하는 경우 약 3일이 지나면 금식하는 것이 한결 쉬워진다. 먹고 싶다는 욕구가 3일 정도 되었을 때 가라앉는 경우가 많다.

하루에 3~6g 미네랄 소금을 물에 타서 마신다.

디톡스 중 필수적으로 섭취해야 하는 것 중 하나가 소금물이다. 수많은 소금이 있지만 미네랄 소금을 마시는 것을 추천한다. 미네랄 소금을 먹어야만 제대로 디톡스 효과를 볼 수 있으며 하루 2번 정도 마시는 것이 좋다.

한 번 마실 때 30분 정도 시간 간격을 두고 마시면 좋고, 한 번에 너무 많은 양을 섭취하게 되면 흡수가 안되고 설사를 유발할 수도 있다.
그래서 한 번에 많이 마시기보다 조금씩 나눠서 천천히 마시도록 한다. 1일 최대 6g 혹은 9g까지 마셔도 된다. 이때 소금은 반드시 미네랄이 풍부한 소금이어야 하는데 소금물 섭취의 중요한 목적이 바로 미네랄 섭취이다.
미네랄이 부족한 소금은 섭취할수록 몸에 무리가 될 수 있기 때문에 미네랄이 풍부한 소금을 잘 선택해서 섭취해야 한다.

탈진을 예방하고 체액의 항상성 유지를 위해 필수적이다.

물 500ml에 소금 3g을 희석해서 마시면 좋다. 이때 천천히 나눠서 마시면 좋고 가지고 다니면서 한 모금씩 마시게 되면 큰 부담 없이 마실 수 있다.

처음에 아무것도 모르고 한꺼번에 많이 마신 분들은 소금물에 대한 거부 반응이 생길 수도 있다. 실제로 물에 희석해서 섭취하게 되면 생각보다 짜지 않고 약간의 물맛의 변화로 느껴질 수 있다. 여러 번 마시게 되면 쉽게 적응할 수 있을 것이다.

혈압이 높은 분들 역시 섭취해도 무관하며
혈당이 있는 분들은 혈당을 빠르게 잡아 준다.

눈이 건조하거나 피부가 좋지 않은 분들에게는 빠른 개선 효과를 보여주고 몸속의 염증, 세균을 억제하는 데 큰 도움을 준다.

미네랄이 부족한 분들이 미네랄이 많이 함유된 소금을 섭취하는 경우에는 눈에 띄는 효과들이 나타나기도 한다.

눈 밑이 떨리는 분들도 미네랄이 충족되어 증상 완화가 되고 입냄새가 심했던 분들은 입냄새가 사라지기도 한다.

한두 번 마시는 것으로 효과를 보지 못할 수도 있지만 꾸준히 섭취하다 보면 좋은 결과를 경험할 수 있다.
물론 디톡스 시 섭취하는 것이 가장 크게 도움이 된다.

가벼운 운동을 한다

　디톡스 할 때 음식을 먹지 않는다는 생각에 하루 종일 운동도, 활동도 잘 안 하려는 분들이 있다. 그러나 이것은 잘못된 생각이다. 과한 운동을 하게 되면 에너지를 너무 많이 빼앗기고 힘이 들 수 있어서 피해야 하지만 적당한 운동은 오히려 좋은 컨디션을 가질 수 있도록 도움을 준다.

　좋은 공기를 마시며 복식 호흡을 하면서 가볍게 운동을 하게 되면 간, 폐, 심장 등의 기능이 좋아지고 몸에 생기를 얻게 된다. 좋은 공기를 마시게 되면 음이온 작용을 통해서 몸에 전류가 활성화되고 신경 세포가 유익을 얻게 된다.

　디톡스 중에는 평지를 걷는 운동이 가장 좋으며 무리한 등산을 하게 되면 칼로리 소비가 많아지게 되면서 몸이 힘들고 기력이 갑자기 떨어질 수 있다.

　5일 이상의 디톡스를 계획한 경우라면 반드시 무리한 운동은 피해야 하며 가벼운 운동이나 활동을 하는 것이 좋다.

만일 전혀 운동을 하지 않고 실내에서만 하루 종일 있게 되면 혈액이 빠르게 깨끗하게 바뀌지 않으며 산소의 부족으로 생기를 잃게 된다.

스트레칭을 매일 하는 것은 순환계에 그리고 호흡계에 매우 좋고 독소를 해독하는 데 큰 도움을 준다. 어싱은 큰 무리를 하지 않으면서도 몸속 독소를 제거하는 데 도움이 되며 디톡스 시 시너지 효과를 주는 좋은 운동이다.

근육운동, 무산소 운동은 피해주는 것이 좋다. 또한 가벼운 산책 등 운동을 하면서 복식 호흡을 하면 피가 더 맑아지고 혈액 속 노폐물이 빠르게 배출된다.

프로폴리스를 마신다

나음에서는 디톡스 중 프로폴리스 섭취를 적극 권장한다. 프로폴리스는 강력한 항산화 물질로 암, 당뇨, 혈압, 심장질환 또는 염증성 질환에 아주 좋다.

염증 수치를 낮추는 데 도움이 되며 실제로 염증성 질환이 있는 분들이 사용하게 되면 염증이 빠르게 완화되는 것을 경험할 수 있다.

염증, 면역과 가장 직결된 감기 종류, 면역이 떨어지면서 나타나는 증상이 있는 경우 프로폴리스는 큰 도움을 준다.

평상시에 마시는 것은 이해되는데 왜 금식할 때 먹으면 더 좋다는 것일까?
식사를 하는 중에 먹으면 당연히 도움이 된다. 그러나 디톡스 중에 섭취하게 되면 훨씬 더 빠른 효과를 얻을 수 있다.

코로나가 한참 유행일 때 나음에 입소하는 모든 분들에게 7일간 프로폴리스를 섭취하게 했는데 다행히 코로나에 걸리는 일이 극히 적었던 것을 볼 수 있었다.

프로폴리스는 면역을 올리고 염증을 내리는 데 탁월한 효과가 있다. 금식 중 마시는 프로폴리스는 소화 기관의 작동을 시키지 않고 어떤 소화액도 분비시키지 않는다. 소화 작용에 어떤 부담도 주지 않는 프로폴리스를 디톡스 중 사용하게 되면 면역력은 상승하고 간, 신장, 대장, 혈관 등의 건강에 큰 도움이 된다.

디톡스 중에는 언제라도 마실 수 있다. 물 300~500ml에 프로폴리스 약 0.5~1g을 희석해서 마시면 된다. (2025년 기준 나음에서는 분말 프로폴리스를 사용하고 있다.)
액상인 경우는 1일 권장량에 맞춰서 섭취하면 된다.

프로폴리스를 섭취했을 때 속이 메스껍거나 위장에서 잘 받아들이지 않는다면 분말 프로폴리스를 아주 약간 시원할 정도, 그러나 너무 차지 않은 정도의 온도로 마시면 좋다. 처음에 이런 분들은 조금씩 타서 드시는 것을 권장드리며 꿀물에 희석해서 섭취하는 것도 좋다.

프로폴리스를 가장 효과적으로 섭취하려면 1일 기준 2시간 간격으로 섭취하면 좋다. 그러나 절대로 무리하게 섭취하거나 억지로 섭취하면 안 된다.

장 청소를 한다

디톡스와 함께 하면 시너지 효과를 낼 수 있는 것이 있다. 디톡스와 함께 하는 장 청소는 먼저 변으로 독소를 빼내고 그다음에는 장 내에 있는 숙변과 각종 염증들 그리고 노폐물들이 빠져나오도록 해 주기 때문에 디톡스 효과를 더욱 높일 수 있다.

장 청소는 7일 디톡스 시 첫날 한 번, 둘째 날 한 번, 셋째 날 한 번, 그리고 띄었다가 7일째에 한 번 하면 좋다.

3일이나 5일 디톡스 시에도 3일은 매일 하면 좋다. 5일 디톡스를 하는 경우에는 3일까지 하루 한 번씩 하다가 5일째 한 번 하면 된다.

소금물, 프로폴리스, 레몬, 숯으로 장 청소를 할 수 있다.

소금물 장 청소를 하는 경우 물 1L에 9~15g의 소금을 희석해서 관장액으로 사용해도 된다. 가장 간단한 방법이며 물은 미지근한 상태로 하는 것이 좋다.

관장에 필요한 모든 준비를 마친 뒤 왼쪽으로 누워 관장 호스와 항문에 올리브유를 바르도록 한다. 그 후 부드럽게 항문 속으로 카테터를 넣도록 한다. 천천히 관장액 주입을 하고 끝나면 15분~30분 동안 참았다가 배변을 하도록 한다.

간혹 장 청소를 잘 못하거나 힘들어하는 분들이 있다. 대부분 혼자 할 수 있는 요법이지만 그렇지 못한 경우 가족이라면 도움을 줄 수도 있다. 그러나 상황이 안되는 분들은 소금물을 마시는 것도 괜찮다. 디톡스 중 하루 한 번 정도 소금물을 마시면서 장 청소를 하는 것도 좋다.

이때 미네랄 소금물을 마시는 염도보다 좀 더 넣어서 하는 것이 좋고 500ml가 아닌 1L~1.5L를 마셔주면 좋다. 그러면 장 청소를 성공적으로 할 수 있다.

10시 전에 잔다

수면은 일반적으로 10시 이전에 자야 한다. 그래야 멜라토닌이 충분히 분비되어 해독, 노화 방지, 회복 등이 일어날 수 있다. 이 시간대에 잠을 자야 충분한 치유가 일어난다.

특별히 디톡스 중에는 초저녁 잠을 자야 혈액이 빠르게 회복되고 깨끗해진다. 그래야 줄기 세포가 활성화되고 세포가 건강해질 수 있다.

디톡스 중 잠을 늦게 자면 오히려 피로가 누적되고 노폐물이 잘 빠져나가지 않게 된다.

실제로 디톡스 중 너무 늦게 자는 환우들을 보면 혈액 관찰 시 산화된 혈액을 많이 볼 수 있다. 잠만 잘 자도 몸의 회복이 정말 빠르게 될 수 있다는 것을 알 수 있다.

디톡스 중 절대 하지 말아야 할 것들
- 오히려 해로움

디톡스를 하면서 분노, 짜증, 화내는 행위, 불평, 불만 등은 피해야 한다. 그런 행동은 뇌에 스트레스가 많아지게 하고 뇌에서 사용하는 에너지가 많아 극도로 피곤하게 만들 수 있다.

스트레스를 받는 것이 좋지 않다는 것은 다 아는 사실이나 디톡스 중 스트레스를 받는 것은 더더욱 인체에 해롭다.

디톡스를 위해 섭취되는 물 종류 외에 아무것도 입에 대지 않도록 한다. 비록 몸에 유익한 음식일지라도 디톡스 중 섭취하게 되면 디톡스 효과를 떨어뜨릴 수 있다.

종종 디톡스를 하면서 산에 갔다가 밤을 주워서 드시는 분들, 과자 한두 쪽 드시는 분들, 과일을 조금 드시는 분들이 있다. 디톡스 시 별거 아니라 생각하고 먹는데, 아주 적은 양의 음식이라 해도 위에서 소화액이 만들어지는 음식들을 섭취하게 되면 디톡스의 효과를 떨어뜨릴 수 있다. 소화액이 분비되면 우리 몸은 음식이 다시 들어오는 것으로 받아들일 수 있기 때문에 반드시 피해야 한다.

　유튜브 시청, 게임, 과도한 통화 등 휴대폰 과다 사용은 자제해야 한다. 휴대폰을 통해 전자파가 몸에 들어오게 되면 식사할 때보다 에너지가 많이 사용될 수 있다. 전자파 사용을 가급적 줄여야 하며 특별히 먹방 관련 영상 시청도 피하는 게 좋다. 우리 몸은 금식 중 이런 시각적 자극을 통해 음식을 먹고 싶은 욕구가 생겨날 수 있으며 소화액의 반응을 유도할 수도 있다.

　간혹 집에서 개인적으로 셀프 디톡스를 하는 여성분들 중 실수하는 부분이 있다. 가족을 위해 요리를 하면서 음식의 맛을 보는 것이다. 사실 요리를 하면서 음식의 냄새를 맡는 것도 좋지 않은데 거기에 간을 보는 것은 디톡스 효과를 떨어뜨릴 수 있다. 맛만 봐도 몸의 소화기관이 작용하기 때문에 반드시 피해야 하며 아주 작은 양의 음식이라도 먹게 되면 몸속 독소가 빠져 나오는 것을 방해하게 된다.

금식 최대 기간은 7일

나음힐링센터에서 가장 많이 적용하는 금식 기간은 7일이다. 7일 디톡스는 인체에 가장 효율적으로 노폐물이 제거되고 소화 기관이 세팅되고 혈액이 깨끗하게 바뀔 수 있는 기본적인 기간이라고 볼 수 있다.

물론 디톡스가 꼭 금식을 해야 하는 것은 아니다. 금식을 하지 않으면서도 디톡스를 할 수 있다. 그러나 7일 식사를 하지 않을 때 빠르고 효과적으로 독소가 빠지는 놀라운 경험을 할 수 있으며 상황에 따라 3일, 5일 정도로 해 주는 것도 아주 좋다.

하루 3끼 식사를 하는 경우 1년에 3일 디톡스를 2~3회 정도 하거나 7일 디톡스를 한두 번 하는 것도 좋다. 주기적으로 디톡스를 해 주면 몸속 독소가 제거되고 몸이 세팅되어 건강하게 살 수 있다. 하루에 기본 두 끼 식사를 하는 경우에는 특별히 금식 기간이 필요하지 않기 때문에 필요한 상황이 아니라면 금식을 하지 않아도 괜찮다.

DETOX
LIFE

미션 7

방태환의
디톡스라이프 실전편
- 보식

금식만큼 중요한 것이 바로 보식이다.
보식은 디톡스의 완성 단계라고 할 수 있다!

첫 보식이 중요하다

금식 후 처음으로 보식을 하는 첫 끼! 첫 식사는 매우 중요하다!

첫 보식을 할 때 우리 몸은 어쩌면 음식을 받아들일 준비가 덜 되어 있을 수 있다. 오랫동안 일을 하지 않았던 우리 위장이 일을 다시 시작하게 되기 때문에 때때로 보식 초반에는 오히려 기력이 달리고 노곤할 수도 있다. 이것은 소화에 쓰이는 에너지가 사용되기 때문에 일어나는 정상적인 현상이다.

또 며칠간 변을 보지 못할 수도 있다. 변비라고 생각할 수도 있지만 변비는 아니다. 장은 어느 정도 음식이 쌓여야 배출이 될 수 있기 때문에 보식 시 변이 나오지 않는 것은 음식이 장에 아직 덜 채워져서 안 나오는 것일 뿐, 변비가 아니니 걱정하지 않아도 된다. 게다가 원래 섭취하던 양보다 소량으로 섭취하기 때문에 2~3일까지도 변을 보지 못할 수 있으니 걱정하지 않아도 된다.

보식을 할 때 기본적으로 현미밥을 먹되 소식으로 하고 밥과 반찬의 비율을 밥 7: 반찬 3 정도로 섭취하면 좋다.

그리고 밥과 반찬은 입에 한 번에 같이 넣어 먹지 말고 각각 따로 씹도록 하며, 현미밥의 경우 최소 120번 이상 씹도록 해서 침과 충분히 섞이도록 해야 한다. 식사 시간은 30분 정도면 된다.

금식 후 첫 보식이 중요한 이유 중에 또 하나는 소화관을 세팅할 수 있다는 것이다. 몸이 망가지는 것은 우리 몸의 기본적인 세팅 값이 틀어졌기 때문이다. 그런데 보식을 잘하면 다시 정상적으로 세팅되는 경우가 많다. 소화액의 분비 주기라든지, 양이라든지, 소화되는 시간의 규칙들이 정상화된다.

또한 위장의 크기가 줄어들기도 한다. 첫 보식 때 이런 것들을 모른 채 정상적인 식사를 하게 되면 어렵게 정상화된 소화기관들은 다시 빠르게 예전의 상태로 돌아가고 만다.

보식을 통해 세팅될 수 있는 것들

- 소화액의 분비
- 위장의 크기
- 호르몬 분비
- 췌장의 크기
- 잘못된 식욕
- 장내 세균 균형

보식을 미음이나 죽이 아닌 현미밥으로 해야 하는 이유

디톡스를 하고 나면 일반적으로 죽이나 미음을 먹는 것이 정석이라고 생각할 수 있다. 오랫동안 식사를 하지 않았기 때문에 밥을 먹으면 위에도, 몸에도 무리가 된다고 생각하는 분들이 많은데 이것은 잘못된 생각이다.

보식으로 미음이나 죽을 먹는 경우 도리어 타액 분비가 적게 된다. 그렇게 되면 보식을 할 때 위에서 정상적인 소화가 일어나지 못한다.
위장이 오랫동안 일을 하지 않았을 때 입에서 충분히 씹지 않고 음식을 넘기게 되면 타액을 통해 이루어지는 1차 소화가 충분히 이루어지지 않아서 위장은 소화에 부담을 느낄 수 있고 이는 소화불량 혹은 위장 장애를 유발할 수 있다.

디톡스는 잘 했는데 보식을 잘못해서 위장이 망가지는 경우가 많다.

현미밥은 보식에 가장 중요한 음식 중 하나이다. 현미는 각종 영양에 있어서 완전한 식품으로 조금 적게 섭취해도 충분한 영양 성분을 가지고 있으며 항산화 물질, 미네랄, 비타민, 효소가 풍부해 보식하는 데 아주 좋은 식품이라고 할 수 있다.

현미밥을 할 때 찹쌀보다는 멥쌀로 하는 것이 좋다. 이유는 꼭꼭 씹어 먹을 수 있는 식감을 갖고 있어 멥쌀이 좋기 때문이다. 보식을 위한 밥을 할 때는 질지 않게 해서 잘 씹을 수 있도록 하는 것이 좋다.

현미를 꼭꼭 씹어 먹게 되면 우리가 생각하는 것보다 훨씬 더 좋은 영양소가 우리 몸에 충분히 공급될 수 있다. 이렇게 보식을 하면 배변 시 황금 변을 보거나 좋은 변을 볼 수 있게 된다.

꼭꼭 씹어 먹어야 하는 이유

다른 때도 마찬가지지만 보식할 때 특별히 밥을 잘 씹어 먹어야 한다. 충분히 씹어 먹어야만 정상적인 소화가 이루어진다. 씹지 않고 섭취하면 위와 장에 부담이 된다. 무엇보다 보식을 제대로 해야 성공적으로 디톡스를 마칠 수 있기 때문에 주의해야 한다는 것을 꼭 기억해야 한다.

잘 씹어 먹게 되면 장내 유해균을 억제하고, 침샘 분비를 자극해서 타액이 줄어들지 않게 된다. 또한 똑같은 음식을 먹어도 얼마만큼 씹느냐에 따라 영양 흡수가 달라지게 된다.

보식할 때 처음에 오래 씹게 되면 턱이 많이 아픈 것을 느낄 수 있다. 하지만 며칠이 지나면 괜찮아지기 때문에 아픈 것은 당연하다고 생각하고 충분히 씹어 주도록 해야 한다.

이전에 갖고 있던 습관으로 인해 몇 번 씹지 않았는데 음식물이 그냥 넘어가려 할 수 있다. 그럴 때 넘어가지 않도록 유의하면서 최대한 충분히 씹어야 하며 너무 빠르게 씹지 않도록 하고, 한꺼번에 너무 많은 양의 음식을 입에 넣지 않도록 한다.

보식할 때 물 마시는 방법

디톡스를 할 때는 물을 자유롭게 마셨지만 보식할 때부터는 물 마시는 시간이 따로 있다. 아침에 일어나서는 식사 전까지 자유롭게 마시되 식사 직후, 혹은 식사와 함께 마시는 것은 금지 사항이다.

식사와 함께 물을 마시게 되면 함께 먹은 음식이 부패할 수 있고 소화가 잘 안될 수 있다. 이유는 소화액이 묽어져 제 기능을 하지 못하기 때문이다.

아무리 꼭꼭 씹어 먹는다 해도 식사와 함께 물을 마시게 되면 음식물이 위장 안에서 썩을 수 있다. 그 결과로 방귀가 나오고 가스가 생기는 일이 발생하는 것이다.

미지근한 물을 식사 전에 충분히 마시되 하루 마시는 양은 1.5~2L 가량 마시도록 한다.

식사 후에는 최소 2시간 이상이 지난 후에 물을 섭취해야 하며 보통 2

시간 30분~3시간 이후에 섭취하는 것이 좋다.

　이때 미지근한 물을 마시는 것이 좋다. 보식할 때 소금물과 프로폴리스는 물에 희석해서 공복에 꾸준히 마셔 주는 것도 좋다.

　보식할 때 음료수, 커피 등은 무조건 피해야 한다. 물을 마실때 하루 총양의 물은 프로폴리스 희석물, 소금물도 포함된다.

낮잠 금지

　질병으로 인해 혹은 과한 활동으로 인해 너무 피곤하지 않은 이상 낮잠은 자지 않아야 한다. 낮잠을 습관적으로 자게 되면 위장에 음식물이 들어 있는 상태에서 잠을 자게 되기 때문에 위장 활동이 느려질 수 있어 음식이 위장 안에 오랫동안 머무르게 된다. 그러면 정상 소화가 되지 않고 부패될 수 있어 식후 낮잠은 반드시 피해야 한다. 습관적인 낮잠은 위염과 식도염 그리고 소화불량, 불면증의 원인이 되기도 한다.

　피곤할 때 잠깐 눈을 붙이고 쉴 수는 있지만 1시간 이상의 낮잠은 밤에 정상적인 숙면을 하는 데에 방해가 되기 때문에 피해야 하다.

처음 보식의 양과 보식 기간

　첫 보식의 양은 현미밥 반 공기 이하로 먹는 것이 좋지만 체격에 따라 양은 조금 다를 수 있다. 반찬은 세 가지 정도로만 하고 두 젓가락 정도의 양으로 섭취하면 좋다.

　처음에는 과도한 단백질과 지방 섭취를 피해야 하는데 이때는 콩 종류, 견과류, 생야채 등은 피하는 것이 좋다.

　모든 사람이 다 그렇지 않을 수 있지만 오랫동안 위장이 쉬었기 때문에 최대한 부담이 될 수 있는 음식들은 피해 주는 것이 좋다. 특히 위장이 약한 경우라면 더욱 주의해야 한다.

　보식의 기간은 디톡스를 한 만큼 해 주는 것이 가장 이상적이다.
　즉, 7일 금식을 한 후에는 7일 보식을 하고, 3일 금식을 했다면 3일 보식을 원칙으로 한다. 보식 기간 동안 정확한 원칙을 가지고 해야 하며 그렇게 할 때 몸의 변화와 위장 세팅에 좋은 효과를 기대할 수 있다.

보식의 양은 조금씩 늘려 나가면 된다. 첫날은 평소 섭취량의 절반 정도로 시작하고 하루 지나면서부터는 조금씩 늘려 나가도록 한다. 3일째부터는 고구마나 옥수수 등 다른 음식들을 조금씩 곁들여 먹는 것도 좋고 견과류도 조금씩 잘 씹어서 먹어도 된다.

보식 기간에는 현미밥과 채소를 먹되 생채소는 보식 기간 중반이 지난 뒤 섭취하도록 한다.

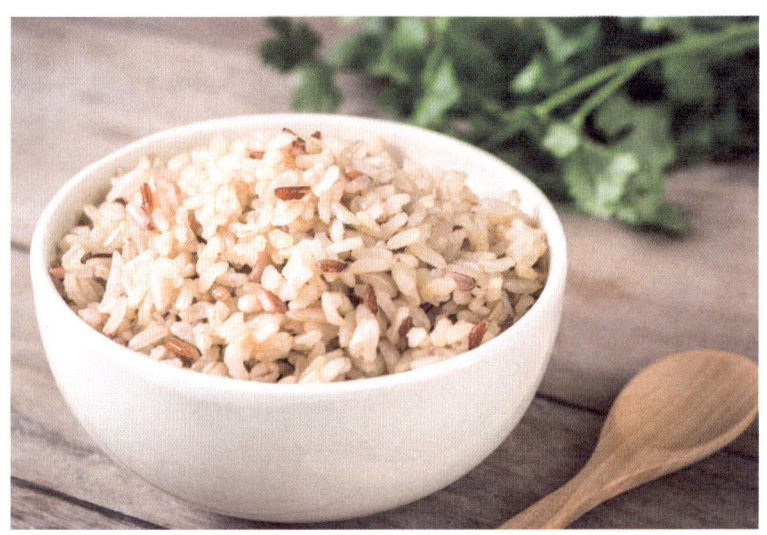

채소와 과일은 따로 섭취

　채소와 과일은 함께 먹지 않는다. 채소와 과일을 함께 섭취할 경우 위장 안에서 발효가 일어나게 된다. 평소에도 좋지 않지만 보식할 때는 반드시 피하는 것을 원칙으로 해야 한다. 생채소와 생과일은 특히 인체에 좋지 않은 배합이며 소화력이 약한 사람일수록 위장 장애 증상은 크게 나타난다. 그리고 익힌 채소라 하더라도 과일과 함께 섭취하지 않는다.

　채소와 과일을 함께 지속적으로 먹는 경우 위장 안에서 발효가 일어나고 그 결과 혈액이 산화되기 쉬워진다. 혈액이 산화되면 면역력도 떨어지고 간도 신장도 망가진다.

　간혹 과일을 식전에 섭취하려는 분들이 있는데, 이것도 반드시 피해야 하며 식사 후에 섭취하는 과일도 역시 위장에 해가 된다.

저녁에는 과일식

과일은 건강에 매우 좋은 식품이다. 그러나 과일을 잘못 섭취하게 되면 건강을 악화시킬 수도 있다.

과일은 과일만 먹을 때 가장 유익한 식품이다. 특별히 보식할 때, 저녁에 과일식을 하면 아주 좋은데 저녁 식사를 과일로 하게 되면 과일이 위장에서 소화되는 시간이 빨라 남은 에너지를 치료하는 데 사용하게 된다.

과일은 점심 식사를 한 뒤 5시간 이상 지난 후에 하는 것이 좋으며 보식하는 동안 너무 여러 가지 과일을 한번에 섭취하기보다는 한두 가지만 섭취하는 것이 좋다.

시간은 6시~6시 30분, 잠자기 전 최소 2~3시간 전에 식사를 마치는 것이 가장 좋다. 위장이 약하거나 냉체질인 분들 그리고 장을 비롯해 소화관이 약한 분들은 너무 신 과일이나 찬 과일은 피하는 것이 좋다.

보식할 때 피해야 할 음식들

육류 - 돼지고기, 소고기, 닭고기, 양고기 등 모든 육류
고기가 들어간 모든 음식들

어류 - 모든 물고기, 조개, 새우, 젓갈, 굴, 홍합, 전복 등
장류 - 된장, 고추장, 김치, 식초, 낫토 등 발효식품 포함
유제품 - 우유, 계란, 요구르트, 요플레, 치즈, 우유가 들어간 빵이나 음식들
가공식품 - 과자, 초콜릿, 사탕, 젤리, 빵 등
인스턴트 식품 - 햄버거, 소시지, 어묵, 라면, 피자 등
기타 - 불량식품, 커피, 담배, 술, 음료수 등
자극성 식품 - 고추, 파, 마늘, 부추, 후추 등

미션 8

디톡스와 함께하면 시너지 효과

디톡스와 함께하면 시너지 효과가 나는 것들이 있다.
짧은 시간, 더 큰 효과를 얻을 수 있다!

장 청소

장 청소의 원리와 회복

장 청소는 여러 방법이 있지만 나음힐링센터에서 교육하는 장 청소는 레몬 장 청소, 숯가루 장 청소, 소금 장 청소가 있다. 필요에 따라 적용하면 되는데, 레몬 장 청소의 경우 소화 기관이나 장에 염증이 많거나 심할 때 하면 복통이 일어날 수도 있다. 큰 문제는 아니지만 처음하는 사람은 놀랄 수 있으니 주의해야 한다.

장 청소에 대해서 충분한 지식과 이해를 갖고 하는 것은 대단히 중요하다. 장 청소에 대해 좋다, 안 좋다 의견이 분분한데 이것은 충분한 교육을 통해 숙지되어야 하며 몸의 상태에 따라 장 청소의 방법도 잘 선택해야만 한다.

장 청소의 중요성

장 청소는 몸속의 노폐물을 제거하는 데 가장 좋은 해독 프로그램이다. 장은 배설 기관이면서 소화 기관이고 동시에 면역 기관이며 해독 기관이기도 하다. 장에 문제가 생기면 인체에는 이상이 생길 수 있다.

장을 인체의 하수구라고 볼 때 하수구가 찌꺼기로 꽉 차 있다면 해결책은 하수구를 청소하는 방법밖에는 없다. 마찬가지로 장을 청소한다는 것은 막힌 하수구를 뚫는 것과 같은 의미이다.

장 청소를 하게 되면 인체의 피가 깨끗해진다. 우리 몸은 자연 치유라는 놀라운 회복력을 갖고 있는데 비우는 것보다 더 좋은 것은 없다. 산삼한 뿌리보다 한 끼 금식하는 것이 훨씬 좋은 것이 바로 이 증거이다.

현대의학과는 다르게 자연 치유는 본래 상태로 회복시켜주는 원리이다. 비록 시간은 걸리지만 몸의 모든 부분을 차례대로 회복시켜주는 방법이다.

디톡스를 하게 되면 면역력이 강화되기 때문에 상처가 쉽게 낫는다. 일반적으로는 잘 먹어야 빨리 낫는다고 말하고 믿는 분들이 많지만 사실 비워야 잘 치유가 된다. 또 실제로 그러한 경험을 할 수 있다.

장 청소가 필요할 때

급체하거나 열이 날 때 토하는 것도 방법이지만 장을 비우면 신속하게 회복될 수 있다. 우리 몸의 소화관은 모두 하나로 연결되어 있기 때문에 장을 청소하게 되면 노폐물이 좀 더 빠르게 청소된다. 열이 많이 날 때도 장 청소를 통해 1~3도까지 신속히 떨어지는 것을 경험할 수 있다.

열이 나는 것은 인체의 염증이나 노폐물을 태우는 인체의 과정인데 대장의 음식물만 비워 줘도 거기에서 나오는 가스나 노폐물들이 제거됨으로 열이 빠르게 떨어질 수 있다. 이것은 디톡스뿐 아니라 가정에서도 배워 두면 큰 도움이 된다.

각종 성인병을 갖고 있는 환우들이 장 청소를 하면 더욱 좋은데 이유는 장 청소를 통해서 노폐물이 빠르게 제거되기 때문이다. 질병은 노폐물과 연관되어 발병되며 악화되는데, 이 노폐물을 제거하면 많은 염증과 숙변이 배출되어 증상이 완화되고 치유될 수 있다.

배탈이 나고 가스가 찰 때 장 청소보다 더 좋은 것은 없다. 장 청소는 약물 없이 치유되는 가장 놀라운 효과를 가지고 있다.

복수가 있는 간암 환우나 췌장암 환우, 혹은 기타 암환우들에게도 관장은 유익하다. 장 속의 가스를 제거하고, 간을 해독시키기 때문에 간성 혼수를 방지할 수 있으며 장 속의 가스를 제거함으로 좀 더 편하게 지낼 수 있다.

장 청소 방법

준비물 - 관장기, 관장액(물과 소금, 레몬, 숯 등), 올리브유, 휴지, 시계

장 청소도 마음가짐이 중요한데 자신의 몸속 노폐물을 제거하는 데 긍정적인 마음을 갖는 것은 가장 기본적인 준비 사항이다.

장 청소는 다른 사람이 해 주어도 되지만 혼자서도 얼마든지 할 수 있다.

1. 관장액을 준비한다. 체온과 비슷하거나 좀 더 따뜻하게 준비하는 것이 좋다. 너무 뜨거우면 화상의 우려가 있고, 너무 차가우면 복통을 유발할 수 있으니 주의해야 한다. (이후 과정 준비 시 약간의 시간이 소요되므로 체온보다 약간 따뜻하게 준비하는 것이 좋다.)

2. 준비된 용액을 관장액 통에 넣고 눕는 지면보다 약 1m 높이에 관장기를 걸어 두도록 한다. 이때 너무 높이 달면 관장액이 빨리 들어가서 배가 아플 수 있고, 낮게 달면 용액이 늦게 들어가서 힘들 수 있다.

3. 카테터와 항문에 올리브유를 바른 후 "아~" 소리를 내어 괄약근을 이완시켜 항문을 통해 깊게 삽입하도록 한다.

4. 잠금 장치를 열고 관장액을 서서히 주입하도록 한다. 주입이 끝나

면 카테터를 제거하고 휴지로 항문을 막아 주입액이 배출되지 않도록 한다.

5. 약 10~15분 정도 참은 후 배변한다.

관장액 만드는 방법

소금물 장 청소

따뜻한 물 600~800ml에 1큰술의 소금을 넣어 만든다. (미네랄 소금 9g 정도)

레몬 장 청소

씨를 제거한 레몬 1.5개 정도를 믹서기에 갈아서 즙을 만든다. 즙을 물에 섞어 800ml 정도로 만들고 150ml의 레몬수는 마시고 나머지로 650ml로 장 청소를 한다. 이때 레몬을 믹서기에 갈거나 짜는 도구를 이용해 즙을 만든 후 천을 이용해 건더기를 제거하고 액체만 받아서 관장액으로 사용해야 한다. 찌꺼기가 조금도 들어가지 않도록 주의해야 한다.

숯 장 청소

물 1L에 숯가루 1.5큰술, 소금 1큰술 정도를 넣어 희석한다. (미네랄 소금 9g정도) 만든 용액에서 150ml 정도는 마시고 나머지는 장 청소에 사용한다.

장 청소할 때 주의 사항

　인체에 대한 지식이 없거나 경험이 없을 때에는 충분한 숙지를 하고 나서 장 청소를 해야 한다.

　너무 허약한 상태나 항암 치료를 하고 난 직후에 장 청소를 하게 되면 기력이 더 떨어질 수 있어서 피하는 것이 좋다. 한두 번은 상관없지만 지속적으로 할 경우에 문제가 될 수 있기 때문에 주의해야 한다.

매일 할 때 주의

　장 청소를 매일, 혹은 하루 두 번씩 지속적으로 할 때에는 칼륨 손실을 유발할 수 있기 때문에 야채즙을 섭취하는 것이 좋다. 그렇지 않으면 저림 현상이나 현기증 등이 나타날 수 있기 때문에 주의해야 한다.

위장에 음식이 있을 때는 피할 것

　위장에 음식이 있을 때 누워서 장 청소를 하게 되면 복통이 발생할 수 있다. 식사 후 적어도 2시간이 지난 후에 장 청소를 하는 것이 좋다.

찜질

 찜질은 산소가 결핍된 밀폐된 공간에서 땀을 흘리는 것이 아니다. 나음힐링센터에서 하는 찜질은 주로 숯 찜질이다.
 숯 팩을 찜기에 넣어 찐 뒤 수건을 깔고 복부 위에 올려놓는다. 처음에는 여러 장의 수건을 깔지만 찜 팩이 식으면 수건을 한 장씩 빼서 올리도록 한다.

 찜 팩 두 개를 번갈아 사용하면 시간을 절약할 수 있다. 하나가 쪄지고 있을 때 다른 하나를 복부에 올려 찜질을 하고 식으면 팩을 바꿔 가면서 찜질을 하면 되는데, 두 개로 찜질을 하는 데 약 40분가량이 소요된다.

 찜질 후에는 반드시 샤워를 하도록 한다. 그래야 독소가 다시 인체 안으로 들어가지 않는다.

 구들 찜질은 30분~1시간 정도 하되 너무 뜨겁지 않은 곳에서 하는 것이 좋다. 이 과정을 통해서 몸속의 노폐물을 제거할 수 있어서 도움이 된다.

찜질은 땀을 내는 것이 하나의 목적인데 땀을 흘리게 되면 몸속의 많은 노폐물이 빠져나오게 된다. 단, 땀이 많이 배출될 때에는 염분과 수분 섭취를 신경 써 줘야 한다.

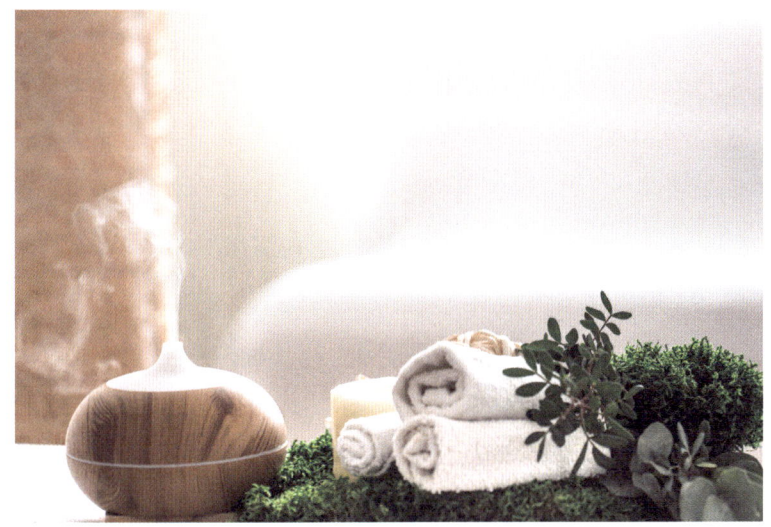

모세 혈관 운동

 우리 몸에서 손과 발은 모세 혈관이 아주 많은 곳이다. 특히 종아리 아랫부분에는 모세 혈관이 어마어마하게 많은데 모세 혈관 운동은 건강을 지키는 운동법 중 매우 효과적이고 중요한 방법이다. 모세 혈관 운동을 위해 매일 걷는 것, 등산하는 것, 노작하는 것이 필요하다.

 모세 혈관을 위해 가장 좋은 것에는 맨발로 걷는 것, 손발 지압, 발목 펌프 운동 등이 있으며 운동을 많이 하지 못하는 분들은 특히 발목 펌프 운동을 해 주면 효과를 많이 볼 수 있다.

발목 펌프 운동

 발목 펌프 운동은 일본의 이나가키 아미사쿠라는 사람이 나뭇잎이 바람에 흔들리는 것을 보고 생각해 낸 운동 방법이다. 그는 나무에 달린 잎이 뿌리로부터 물을 빨아올리는 것이 펌프 작용 때문이라고 생각했다. 이에 빗대어 발목을 상하로 움직이면 종아리 근육의 운동성이 펌프의 역할을 하여 혈액 순환을 시킬 수 있다는 생각에서 고안된 운동이 바로 발목 펌프 운동이다.

공복 시나 자기 전에 한 발에 600회를 하는 것이 효과가 있고 자연 치유력을 높일 수 있는데 횟수는 자신의 신체에 맞추어 하는 것이 타당하다.

우리 몸의 혈관 길이는 96,000km나 되는데 종아리 속의 혈관을 자극함으로 혈액이 온몸에 잘 돌게 할 수 있다.

심장에서 나온 혈액은 폐와 신장에서 걸러져 동맥을 통해 심장에서 밀어주고 중력의 힘이 당겨 주기 때문에 원활한 순환이 이루어지게 된다. 혈액은 노폐물을 처리하는 데 큰 역할을 한다. 산소와 영양을 전달하고 노폐물을 처리하기 위해 다시 정맥을 통해 올라가는 혈액은 노폐물이 많을수록 심장까지 올라가기 어려워진다. 즉 체내의 혈액 순환이 어려워지는데 발목 펌프 운동을 통해 혈액을 심장 쪽으로 펌핑해 줌으로써 혈액 순환이 원활하게 이루어질 수 있는 것이다.

풍욕과 산림욕

 풍욕은 제2의 폐라고 불리는 피부의 호흡이 잘 되도록 도와주는 역할을 한다.

 풍욕을 잘 실행하면 면역력은 올라가고 노폐물은 잘 배출될 수 있다. 어린아이들의 경우 피부를 통해 많은 양의 산소가 유입되면서 피부 질환들이 치유가 되기도 한다. 피부는 신체를 보호하고 노폐물을 배출시키며 체온을 조절하고 면역기능을 강화시킨다. 그래서 피부의 건강도 자연 치유에 있어서 대단히 중요하다. 현대인들은 피부의 면역기능이 매우 떨어져 있다.

 사실 풍욕 전문가들의 매뉴얼에는 20초는 담요를 덮고, 1분은 벗는 방식으로 하라고 권장한다. 그러나 방법과 시간은 꼭 이에 맞추지 않아도 괜찮다. 자기 전에 창문을 열어놓고 옷을 다 벗은 채 이불에 들어갔다가 다시 나와서 약간 몸이 선선할 때 다시 이불에 들어가는 방법으로 해도 된다.

모든 질병에 도움이 되어서 누구나 풍욕을 하면 좋은데, 암 환우분들은 체온이 떨어지지 않게 주의해야 한다. 만일 체온이 떨어지게 되면 오히려 역효과가 날 수 있으니 너무 과하게 하지 않도록 주의하도록 한다.

삼림욕도 아주 좋다. 피톤치드가 방출되는 숲은 의사 없는 병원이라고 할 정도로 아주 좋은 곳이다. 방은 잠자고 쉬는 공간으로만 사용하고 시간이 되는대로 숲으로 나가야 한다. 하루 종일 숲에 있는 것도 좋다. 숲을 거닐고 숲에서 쉬고 낮잠도 자면서 하루의 일과를 숲에서 보내면서 좋은 공기를 마시면 건강을 되찾을 수 있다. 숲에서는 자연과 동화되면서 좋은 공기를 흡입함으로 노폐물이 제거되고 혈액 순환이 잘 이뤄질 수 있다.

일광욕

'자외선이 피부병과 암을 유발한다'는 잘못된 건강 상식들이 있다. 물론 과하게 쐬는 것은 좋지 않을 수 있으나, 일광욕은 자연 치유에서 빠뜨릴 수 없는 아주 중요한 것이다.

햇빛은 우리 인체에 좋은 영양소가 된다. 식물에게 절대적으로 필요한 햇빛은 사람에게도 매우 중요하다. 특히 뇌의 기능이나 건강에 큰 도움을 주는 비타민 D를 생성하기 때문에 햇빛은 매우 좋은 약이라고 말할 수 있다.

햇빛은 가시광선과 적외선, 자외선으로 구성되어 있고 각각 인체에 끼치는 영향이 다르다. 햇빛은 살균, 열, 면역 증진 등 인체에 주는 놀라운 효과가 있다.

빛이 눈의 망막을 통해 들어와 송과선을 자극해 멜라토닌을 생성하고 뇌세포를 자극하여 세로토닌을 분비한다. 세로토닌은 항암에 효과가 있고 갑상선 기능을 향상시킨다.

일광욕을 통해 면역력이 크게 증가하게 된다. 햇빛이 자연적인 항우울제 역할을 하기 때문에 우울증이나 정신 질환에 아주 좋으며 햇빛만 잘 쬐어 주어도 우울증에서 해방될 수 있다.

햇빛으로 치료될 수 있는 병들이 참 많다. 햇빛은 피부 바깥쪽의 노폐물을 제거하고 혈액이 산소를 운반하는 데 큰 도움을 준다.

일광욕은 암 환우에게도 효과적이며 혈압이 내려가는 데에 도움을 준다. 혈압이 내려가면서 심장병과 뇌졸중의 위험도 낮아지고 매일 30분 이상 일광욕을 할 경우 숙면을 할 수 있는 확률이 높아진다.

노인성 질환이나 뼈가 약한 분들도 일광욕을 통해 좋아질 수 있다. 특별히 뇌기능 향상에 큰 도움이 된다. 면역력이 강해지고 신진대사가 잘 이루어지도록 도와준다.

일광욕을 할 때 겉옷은 벗고 하는 것이 좋은데 직접 햇빛을 받으며 긍정적인 마음으로 할 때 더 큰 효과를 볼 수 있다. 햇빛을 무조건 피하려 하지 말고 햇빛을 적당히 잘 쬐어서 건강에 좋은 효과를 보도록 하자!

복식 호흡

사람은 일반적으로 두 가지 호흡을 한다. 하나는 가슴으로 하는 호흡이고 다른 하나는 배로 하는 호흡이다.

일단 자신이 어떻게 호흡하는지를 알아야 한다. 흉식으로 하는지 복식으로 하는지 알아야 하는데, 가슴으로 하는 호흡을 얕은 호흡이라고 하며 배로 하는 호흡을 깊은 호흡이라고 한다.

복식 호흡은 충분한 산소를 마실 수 있다는 장점이 있다. 모든 환우들은 기본적으로 복식 호흡을 해야만 한다. 이것은 될 수 있으면 하는 호흡이 아니고, 가끔 해야 하는 것도 아니다. 복식 호흡은 건강 회복에 절대적으로 필요하다. 건강을 유지하는 기본 요소 중 호흡은 아주 중요한 자리를 차지하고 있다. 깨끗한 혈액은 바른 호흡을 통해서 좌우되기도 한다.

호흡 하나만으로도 머리가 맑아지거나 건강해질 수 있다. 호흡은 산소를 인체 안으로 들어오게 하는 유일한 방법이기 때문에 필수적인 생명 현상에 속한다. 반드시 알아야 할 것은 호흡하는 데에도 법칙이 있다는 것이다.

복식 호흡을 횡격막 호흡이라고도 한다. 이 호흡은 소화와 배설과 장 운동에 좋다. 배에 근육이 생기면서 대장의 기능을 강화시켜 열을 만들기도 한다. 복식 호흡을 할 때 횡격막이 상하로 움직이게 되면서 산소와 이산화탄소의 교차를 원활하게 해 주며 폐활량을 키워주고 심장을 강하게 한다.

아기들이나 유아들은 무의식 가운데 복식 호흡이 된다. 복식 호흡을 통해 부교감신경이 활성화되기 때문에 자율 신경 회복에 좋고 우울증, 불면증, 정신 질환뿐 아니라 자율 신경에 의해 손상된 인체의 수많은 곳에 회복이 일어나게 된다.

구강으로 호흡을 하지 않고 코로 호흡을 하는 것도 중요하며 숨은 최대한 깊이 들이마시도록 한다. 그리고 들이마실 때는 빠르게, 내쉴 때는 천천히 내쉬는 것을 원칙으로 한다.

구강 호흡은 각종 질병의 원인이 되기도 한다. 코로 호흡을 하게 되면 더 깊은 호흡이 되고 코털이 나쁜 공기와 이물질들을 걸러주는 필터 역할을 해 주게 된다. 반면 입으로 호흡할 때에는 공기 중 먼지와 이물질이 걸러지지 않은 채 인체 안으로 바로 들어오게 되어 질병와 염증을 유발하는 문제가 발생할 수 있다.

호흡을 잘 하는 것만으로도 뇌의 스트레스도 줄일 수 있고 소화에도 큰 도움이 되며 수면에도 도움을 줄 수 있다.

처음에는 의식적으로 해야 하지만 점점 습관이 되면 자연스럽게 하게 되는데, 의식적인 훈련은 공기가 좋은 곳에서 하는 것이 좋다.

복식 호흡의 방법

1. 눕거나 등을 기대어서 편하게 호흡을 하는데, 먼저 한 손은 배에 올리고 다른 한 손은 가슴에 올려 호흡을 확인하도록 한다.

2. 먼저 호흡을 다 빼낸 후 코로 숨을 들이마신다. 이때 숨을 들이마시면 배가 나오게 되고 숨을 내쉬면 배가 들어가는 것을 확인하도록 한다.

3. 내쉴 때는 입과 코를 통해서 내쉬도록 한다. 입을 살짝 오므려 조금씩 천천히 내쉬도록 한다.

4. 이 과정을 5~10분 정도 반복하도록 한다. 하루에 3~4회 정도 해 주면 좋다.

처음에 복식 호흡을 하면 어지럼증이나 현기증을 느낄 수 있는데, 반복하면 점차 익숙해진다.

건강을 위해 깊은 호흡을 하게 되면 폐와 간이 빠르게 회복되며 두뇌와 위장의 건강을 찾을 수 있게 된다. 충분한 산소 작용이 원활하게 이루어질 수 있다.

족욕

족욕은 운동이 부족한 겨울철이나 혈액 순환이 잘 되지 않는 분들에게 좋다. 발을 포함해 하지는 피로를 많이 느끼는 부위이기 때문에 피로를 자주 풀어 주는 것이 좋은데, 족욕은 하지의 피로를 풀어 주는 최고의 방법이라고 할 수 있다.

따뜻한 물이 발에 전달되면서 혈관이 확장된다. 혈액 순환이 잘 되며 일반적인 부종이 가라앉게 된다. 더불어 자율 신경계에도 좋은 영향을 끼친다. 족욕을 마치게 될 즈음에는 몸의 체온이 올라가고 몸이 따뜻해지는 느낌을 가질 수 있는데, 체온이 조금만 올라가도 면역력이 상승하게 된다.

여행을 하거나 피로가 누적되었을 때 족욕을 하게 되면 피로가 쉽게 풀릴 수 있다.

족욕이 주는 효과 중 또 하나는 부교감신경을 활성화하면서 숙면에 도움을 준다는 것이다. 불면증이 심한 사람은 한두 번만으로는 해결되지 않을 수 있다. 그러나 지속적으로 족욕을 할 경우 숙면에 많은 도움을 받을 수 있다.

 족욕을 할 때는 물의 온도를 체감에 맞추어서 하되 느끼기에 좀 더 따뜻하거나 좀 뜨겁게 하는 것이 좋다. 시간은 10~20분 정도하면 좋은데, 물이 식으면 중간에 따뜻한 물을 추가해 부어 주면서 하는 것이 좋다. 족욕 시 수위는 발목보다 약간 위까지 오는 것이 좋으며 주로 수면 1시간 전에 해 주는 것이 좋다.

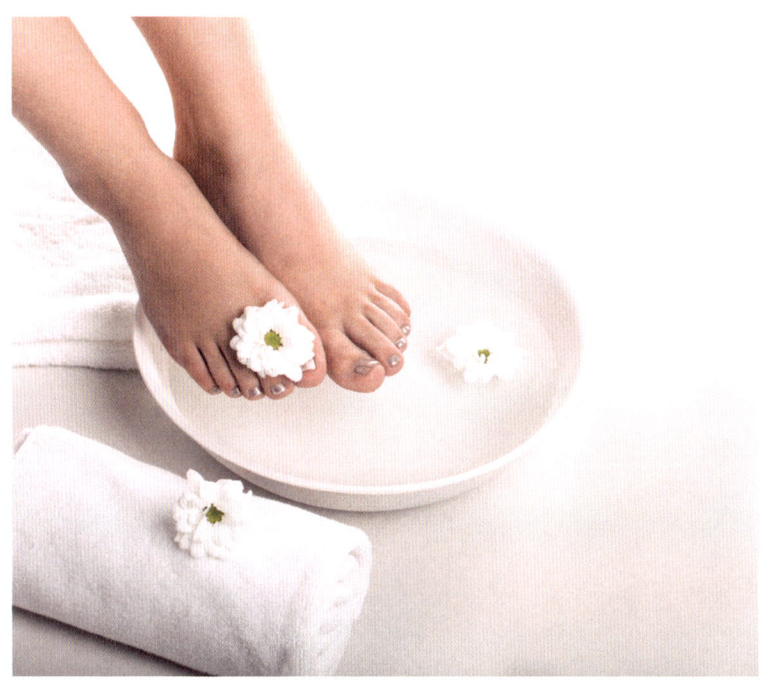

수치료

　수치료라는 것은 물을 이용해서 질병을 저항하고 예방하는 천연 치료 방법이다. 현명하고 주의 깊게 사용할 경우 많은 도움을 얻을 수 있다.

　인체 자체의 기능을 도와주는 최고의 천연 치료 방법이다. 부작용이 없으며 누구나 할 수 있고 돈이 별로 들지 않으면서도 효과적이기에 매우 추천한다.

　물은 온도에 따라 저온에서부터 고온까지 다 사용되며 자극, 진정, 이뇨, 대사작용, 해열, 수면, 국부 마취에 이르기까지 다양하게 사용할 수 있다. 열이 날 때나 소화가 안될 때, 통증이 있을 때, 위가 아플 때, 머리가 아플 때 수치료를 잘 활용하면 좋다.

　쉽게 말하면 체온과 비슷한 물은 진정 효과가 있고, 얼음이나 아주 차가운 물은 마취 효과가 있다. 단, 냉수와 온수를 사용할 때에는 주의하도록 해야 한다.

국소적으로 고온 각탕이 필요한 경우가 있다. 이것은 열을 내고 땀을 내는 데 효과가 있는데, 커피포트에 물을 데운 뒤 대야에 물을 받아 온도를 조금씩 올리면서 적용한다. 고온 각탕은 화상을 입지 않을 정도의 따뜻한 물을 사용해서 손이나 발을 따뜻하게 해주는 방법이다. 이때 물이 너무 뜨거우면 화상을 입을 수 있기 때문에 조심해야만 한다.

의자에 앉아서 족욕을 하되 몸은 이불로 덮어 땀을 흘리면 좋은데 이때 목과 머리에는 찬 수건을 대 주는 것이 좋다.

찜질도 효과적이다. 수건 몇 장을 준비해서 하도록 한다. 커피포트를 통해 데운 물을 둥글게 만 수건 가운데에 부어서 사용하는데, 이때 화상 입지 않도록 주의해서 배 위에나 찜질이 필요한 부위에 수건을 올려 놓는다.

온냉 교차 혹은 Hot & Cold(핫 앤 콜드)라고 하는데 온찜질 3분, 냉찜질 30초를 반복하여 찜질을 하되 총 7회를 넘기지 않도록 한다.

특히 뜨거운 물로 전신 열치료를 할 수도 있다. 욕조에 뜨거운 물을 받아 반신욕이나 그 이상의 물로 수치료를 하는데, 이때는 머리와 목에 냉수건을 감싸 주는 것이 좋다.

증기 흡입도 빼놓을 수 없는 방법이다. 증기 호흡법은 상기도에 염증이 있거나 폐질환이 있거나 기관지가 좋지 않은 경우에 하면 좋다.

대야에 뜨거운 물을 받아서 수증기를 흡입하도록 하는데, 이때 천으로 수증기가 나가지 않도록 머리 위로 싼 뒤에 10~20분 정도 흡입을 하면 아주 좋다.

환우의 상태에 따라 좌욕, 족욕, 반신욕, 냉수욕, 얼음 마사지, 전신 습 찜질 등을 하면 많은 도움이 된다.

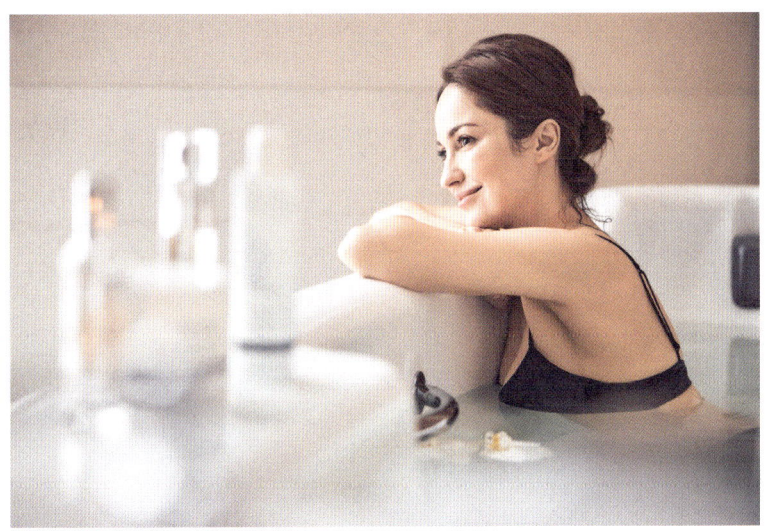

어싱

현대인들은 전자파에 너무 많이 노출되어 있다. 사용하고 있는 수많은 전자 제품들에 의해 전자파는 인체에 그대로 전달된다. 문제는 우리 몸에 들어온 전자파가 원활하게 빠져나가지 않는 것이다. 또한 주변이 온통 시멘트와 콘크리트 바닥인 세상에서 과연 땅으로 전자파가 나가는 것을 기대할 수 있을까?

사실 땅은 단순히 밟고 사는 그냥 땅이 아니다. 땅은 인간에게 제공되는 에너지의 보고이다. 접촉할수록 생명력은 살아난다.

일반적으로 전기를 보면 마이너스와 플러스 선 외에 접지가 있다. 그 접지는 천둥번개가 쳤을 때 전류를 땅으로 보내는 역할을 한다. 이러한 접지의 기능이 있어야 전자 제품에 이상이 생기지 않는다.

땅을 밟고 산다는 것, 흙을 만진다는 것은 내 몸의 전자파를 땅에 버리는 방법이다. 그래서 콘크리트나 시멘트보다는 흙 위가 사람에게 좋은 것이다.

맨발로 산책을 하거나 걷는 것을 어싱이라고 하는데, 맨발로 흙 위를 걷는 것은 아주 유익하다. 통증이 심하거나 맨발로 걷기 힘든 분들은 따뜻한 날 돗자리를 펴고 흙 위나 잔디밭 위에 누워 있는 것도 좋은 방법이다. 텐트를 치고 밖에서 종종 잠자는 것도 몸에 아주 좋다.

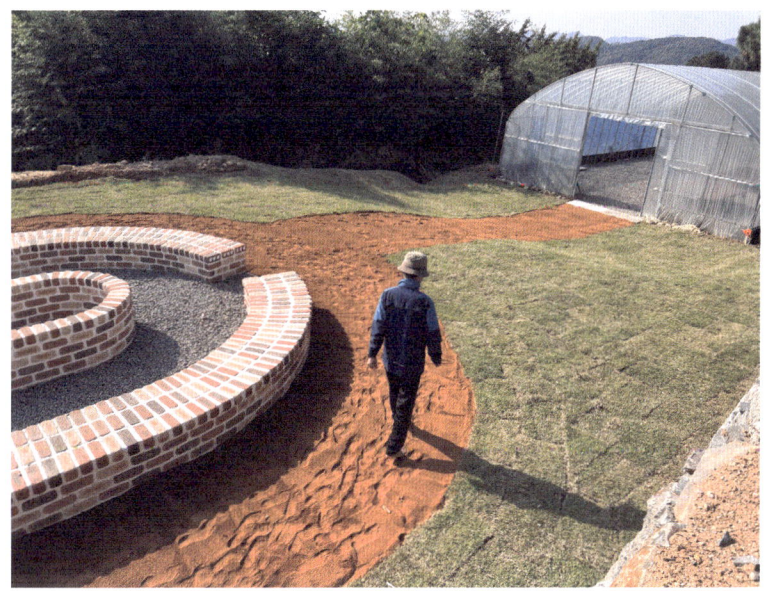

숯

몸에 들어온 독성 물질은 인체의 가장 약한 곳에 쌓여서 기능 장애를 가져오고 질병이라는 결과를 만들게 된다. 우리가 만약 숯의 효능을 알고 잘 활용하기만 한다면 건강에 굉장히 많은 효과를 볼 수 있다.

숯의 구조와 성분을 알면 숯의 효능을 이해할 수 있다. 눈에 보이지는 않지만 현미경으로 숯을 보면 미세한 구멍들이 많이 있다. 숯 1g에는 약 90여 평의 구멍이 있다. 우리가 숯가루를 복용하면 이 미세한 구멍에 세균이 들어가게 되고 그것을 흡착하여 체외로 배출하게 된다.

숯의 성분을 보면 탄소가 80~90%, 수분 10%, 미네랄 5% 정도인데 나무가 숯으로 바뀌면서 미네랄이 4~5배 농축된다.

숯의 효능

1. 소화불량 해결

체하거나 소화가 제대로 이루어지지 않아 인체 내에 유해가스가 발생하는 경우 숯을 복용하면 가스가 제거될 수 있다. 이때에는 꼭 공복에 섭취하지 않아도 되며 식후에 바로 섭취해도 좋다. 소화 작용을 촉진하여 위장을 편하게 만들어 준다.

설사를 하는 경우 최고의 효과를 볼 수 있는 것이 숯이다. 실제로 한 여성 환우분이 1년이 넘도록 설사로 인해 병원에서 치료받으면서 여러 가지 약을 복용해 왔었는데 큰 효과를 보지 못하고 있었다. 그런데 입소 후 숯을 복용하면서 2주 만에 설사가 멈추는 놀라운 효과를 경험하였다.

숯은 특히 염증에 매우 좋은데 위염, 위궤양, 간염, 장염에 효과적이다.

2. 간 기능 회복

숯은 간 기능 회복에 매우 좋다. 특히 피로가 쌓였을 때 도움이 되며 간염이나 간경화가 있을 때 잘 활용하면 매우 좋다. 식용 숯을 복용할 수도 있고 숯 패치를 염증 부위에 부착하는 방법도 있어서 필요한 방법대로 적용하면 된다.

황달을 낮추는 데에도 도움이 되며 간이 좋지 않아 몸에 붉은 점이 있을 때 가라앉히는 효과도 있다.

3. 독소 해독

매일 인체에는 독소가 쌓이고 있다. 먹는 음식이나 물, 공기, 전자 제품들을 통해 몸에 흡수되는 독소까지. 아무리 조심한다고 하더라도 몸에 매일 많은 독소가 쌓이고 있다. 그렇기 때문에 독소를 해독해 줘야 건강을 유지할 수 있는데, 숯의 놀라운 효능 중 하나가 바로 해독 능력이다.

숯은 몸에 쌓인 중금속이나 농약, 제초제 등으로 인해 쌓인 독까지 해독할 수 있다. 술이나 커피, 음료수의 독소를 해독해 주고, 심지어 독버섯의 중독을 해독하는 데에도 도움이 된다. 항암 치료나 약물 치료를 한 경우에도 해독이 필요한데, 이때 숯을 사용하면 큰 효과를 볼 수 있다.

벌레에 물렸을 때나 개에 물렸을 때에도 좋다. 특히 2차 감염이 우려되고 염증이 생겼을 때 숯을 복용하거나 붙이는 것은 매우 도움이 된다.

4. 염증 해결

숯은 염증 부위의 세균을 없애 준다. 상처로 인해 생긴 분비물과 고름을 흡착하는 역할을 하고 진물을 흡착해 체외로 배출하는 효과가 있다. 또 염증 수치를 내리는 데 도움이 된다.

5. 기타

부패균, 미생물들의 번식으로 단백질 등 유기물질이 분해되면 물질은 썩게 된다. 숯은 미생물, 곰팡이의 발생을 억제하여 부패를 막아 주는 효과가 있다.

숯은 미네랄의 보고이다. 숯이 만들어지면서 미네랄은 그대로 남게 된다. 특히 1000도 이상에서 구운 단단한 숯의 미네랄은 물에 용해되기 쉽고 인체에 흡수하기도 쉽다. 그래서 칼슘, 철, 인, 구리, 아연, 망간, 마그네슘 등을 숯을 통해 흡수할 수 있다.

숯을 사용하면 독소가 해독되면서 혈액이 깨끗해진다. 혈액이 정화되면 대사작용이 정상적으로 이루어지고 질병을 예방할 수 있고 걸렸던 질병도 회복될 수 있다.

숯 패치는 숯을 원료로 한 패치인데 통증 부위, 염증 부위, 질병이 있는 부위에 붙이면 아주 좋다. 염증을 흡착해 배출해 주기 때문에 염증 제거에 탁월하며, 통증을 감소시키는 효과가 있다.

DETOX
LIFE

MISSION 9

미션 9

보식 후 관리
- 일상적인
디톡스라이프

완성된 디톡스는 없다.
몸속에 독소가 계속 쌓이기 때문이다.
우리는 꾸준히 관리해야 한다.

디톡스를 금식으로만 생각해서는 안 된다.
금식 이후에도
디톡스 생활이 이어지도록 하는 것이 중요하다.

즉 금식과 보식을 마친 이후
'일상적인 디톡스 라이프'가 반드시 필요하다.

두 끼 식사 실천

두 끼 식사는 올바른 건강을 유지하기 위한 가장 좋은 습관이다. 일반적으로 늦게 먹는 문화가 너무 편만해져 있다. 아침은 잘 먹지 않고 저녁은 매우 풍성하게 먹는 것이 일반적인 문화가 되었다.

가장 이상적인 식사는 하루에 두 끼 하는 식사다. 저녁 한 끼를 먹지 않음으로 건강이 좋아질 수 있다.

나음의 유튜브를 통해 두 끼 식사를 하고 건강이 회복된 분들이 많이 있다. 혈압이 내려간 분들, 혈당이 잡힌 분들, 우울증이 회복되거나 암이 좋아진 분들, 아토피가 좋아진 분들, 그 외에도 소화관이 회복된 분들도 적지 않다.

위장에 음식이 들어오면 위는 즉시 일을 하게 된다. 이때 인체의 에너지는 소화하는 데 사용된다. 스트레스나 노폐물이 축적될 때 정상적으로 소화 에너지가 100% 활성화되지 못한다.

보통 인체는 아침에 가장 좋은 활력과 좋은 소화력, 소화액을 분비할 준비가 되어 있고, 저녁은 소화력이 가장 약해질 때이다. 오후가 될수록 위는 아래쪽으로 처지게 되는데 위하수나 위확장증은 저녁 한 끼를 먹지 않음으로 빠른 회복을 얻을 수 있다.

건강이 안 좋은 환자는 두 끼 식사를 해야 한다. 왜냐하면 저녁 한 끼를 먹지 않을 때 소화 기관에 사용되는 에너지가 병든 세포를 치료하고 염증과 인체의 질병을 해결하는 데에 사용될 수 있기 때문이다.

저녁 식사를 늦게 하면 어떤 일이 생길까?

신진대사의 기능이 저하된 상태에서 음식을 먹게 되면 정상적인 소화가 이루어질 수가 없다. 음식은 제대로 소화되지 않고 음식물이 위장에서 상하게 된다. 그 결과 혈액은 더러워지고 인체는 대사 장애를 겪게 된다.
필요 이상으로 섭취한 늦은 저녁 식사의 음식은 위장을 약화시키고 지치게 만든다. 에너지가 과잉 소모되어 인체는 무력해지고 위장 안에서 음식이 부패해 병균이 많아지게 된다.

저녁 식사를 하면 할수록 인체의 에너지는 부족해지며 치료하는 에너지가 소화하는 에너지로 사용된다. 특히 저녁 식사만큼은 피하는 것이 좋다. 밥이 아니더라도 저녁에 먹는 모든 것은 치료와 회복에 좋지 않다.

디톡스 후 저녁 식사를 하게 되면 위장이 조금씩 나빠질 수도 있다.

위장은 아침보다 저녁에 일하기 더 힘든 상태이기 때문에 디톡스 후 저녁 식사를 하면 뒤숭숭한 꿈을 꾸고 잠을 설치는 상황들이 발생하게 된다. 위장이 쉼을 얻지 못하게 되면서 가 신경계에도 문제를 일으키게 된다. 충분한 쉼, 충분한 수면을 취하지 못해 피로가 계속 쌓이게 되고 노폐물은 잘 해독되지 못한다.

저녁 식사를 하면 아침에 일어날 때 몸과 정신이 상쾌하지 않게 된다. 몸이 나른하고 아침 식욕이 떨어지며 산소가 부족한 현상이 생긴다.

두 끼 식사를 한다고 해서 영양이 부족한 것은 아니다. 오히려 위와 장의 소화 흡수력을 높이게 되어 도리어 유익하다.

디톡스를 잘 하고 나면 두 끼 식사를 하는 것이 그렇게 어렵지 않게 되는데 이유는 위장이 새롭게 세팅되었기 때문이다.

저녁 식사 시간대에 음식 대신 물을 마시면 되는데 힘들다고 생각하는 분들은 꿀물을 한 잔 마시는 것도 좋고 과일식을 하는 것도 괜찮다.

두 끼 식사하면 일어나는 일

하루에 두 끼 식사를 하면 위장이 쉴 수 있는 시간이 생겨서 위장병을 비롯해서 각종 소화 기관들이 회복된다. 그리고 저녁에 식사를 하지 않고 자기 때문에 아침 밥맛이 좋아진다. 아침에 일어날 때 몸이 가벼워지고 혀에 설태나 백태가 잘 끼지 않고 입냄새가 줄어들게 된다.

음식을 소화시키는 데에는 생각보다 많은 에너지가 쓰인다. 이 에너지를 사용하지 않으면 몸은 치유에 많은 에너지가 사용되어 몸에 생긴 염증들을 빠르게 해결할 수 있다. 상처가 빠르게 회복되며 자연 치유가 빠르게 일어날 수 있다.

그리고 생활 전반에 걸쳐서 변화가 일어난다. 소화 기관의 회복으로 시작하여 면역 기관이 회복되고 내분비 기관, 순환 기관 모두 회복이 일어나기 시작하여 컨디션이 점차 좋아지게 된다. 피곤함이 빠르게 줄어들고, 두뇌가 좀 더 맑아진다. 그리고 정신적으로도 좋은 영향을 주기 때문에 의지력이 강해지게 된다.

하루 두 끼 식사로 속을 편하게 하고자 시작한 작은 결심이 생활을 조금씩 바꾸고 습관을 바꾸어서 결국 건강한 라이프스타일을 형성하게 되는 것이다. 금식이 아닌 두 끼 식사만으로도 디톡스 효과를 꾸준히 볼 수 있다.

아침을 잘 먹도록 한다

아침은 왕같이, 점심은 왕자같이, 저녁은 거지같이 먹으라는 말이 있나. 그런데 아침을 먹지 않는 사람들이 점점 늘어나고 있다. 아침을 커피나 우유로, 시리얼로, 주스로 대신하는 사람들이 많은데 이런 습관이 지속되면 몸은 망가지게 된다.

우리가 섭취한 음식물을 소화시키기 위해 소화 기관에서 나오는 소화액은 1일 기준 타액이 1.5L, 위액이 2.5L, 췌장액이 0.7L, 장액 3L, 담즙이 0.5~0.8L로 하루에 약 8L가량이 분비된다고 보면 된다.

가장 좋은 질의 소화액이 아침에 나오고, 가장 많은 양 역시 아침 시간에 분비되기 때문에 아침 식사를 잘 하는 것은 영양 흡수에 매우 좋다. 사실 아침 식사만 잘 해도 건강에 큰 도움이 된다. 아침 식사를 잘 한다는 자체가 라이프스타일이 건강하다는 것을 의미하기도 한다.

간식을 하지 않는다

디톡스 후 간식은 하지 않는 것이 좋다. 정상적으로 세팅된 소화 기관이 다시 망가질 수 있기 때문이다. 사람의 위장은 하루에 8번 식사를 반복적으로 해도 곧 적응한다. 즉 반복되는 행동을 장기간 하면 몇 번의 식사를 하더라도 충분히 적응할 수 있다는 것이다.

그런데 문제는 식사와 식사 사이에 음식을 먹게 되면 소화액의 질이 점점 나빠지고 소화력이 약해진다는 것이다. 최소한 식사와 식사 간격은 5시간 이상으로 해야 한다.

간식은 인체의 소화 기관에 가장 큰 타격을 주고, 위장에 장애를 주고, 소장의 효소 농도를 저농도로 만들기 때문에 음식물이 제대로 체내에 흡수되지 못한 채 부패하여 배설된다.

위장은 들문과 날문이 있어서 음식이 들어오는 곳과 나가는 곳이 있다. 위장 맨 윗부분은 시도 때도 없이 음식을 들여보내도 다 받아들인다. 문제는 이미 들어와 있던 음식물이다.

우리 위장의 소화액은 양과 질에 한계가 있다. 그렇기 때문에 먼저 들어온 음식이 잘 소화되고 있는데 음식물이 또 들어온다면 소화액이 묽어지게 되고 먼저 들어온 음식과 나중에 들어온 음식의 소화 기준점이 뒤섞이면서 일부의 음식은 소화되지 못한 채 위에서 내려가게 된다. 결국 위장에서 소화가 제대로 이루어지지 못하는 것이다.

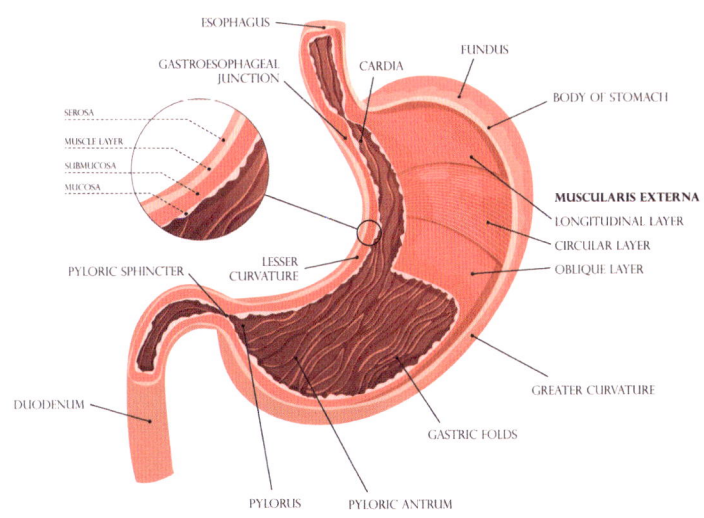

견과 한 쪽, 감자 한 쪽, 고구마 한 입이라도 먹으면 입에서는 타액, 위에서는 위액, 간에서는 쓸개즙, 소장에서 장액, 췌장에서 이자액을 각각 만들어 내는데 이것이 엄청난 손실이라고 볼 수 있다.

완성되지 않은 일이 있는데 또 새로운 일을 만나게 되면 위장은 혼란을 겪고 무리하게 될 수밖에 없다.

위장은 소화기관 중에 상위기관이기 때문에 위장에서 일을 하고 있을 때에는 소장이 활동하지 않는다. 이와 마찬가지로 소장에서 음식물을 영양소로 만들기 위해 일을 하고 있을 때 위는 쉬어 줘야 하는데, 이때 위장에 음식이 들어오면 위장은 다시 일하게 되고 소장은 어쩔 수 없이 일을 중단하고 쉬어야 한다.

그러는 사이 소장에 있는 소화되지 못한 음식은 완벽한 소화 작용이 일어나지 않아 부패되기도 쉽고 정상적으로 소화되지 못한 채 변으로 나가게 되는 것이다.

소장은 원래 일부 소화가 된 음식을 받아서 마지막 단계인 에너지원으로 전환시키는 일을 한다. 소장의 소화액은 약 5시간 주기로 농도가 변하는데, 한 번 사용된 효소가 다시 고농도가 되기 위해서는 5시간이 필요하다. 소화가 마무리되기 전에 음식이 들어오면 효소는 묽어지고 만다. 즉 정상적인 소화가 안 된다는 말이다.

가급적 같은 시간에 식사를 한다

식사를 할 때 중요한 것 중의 하나는 인체의 리듬이다. 수면리듬이 있는 것처럼 식사에도 리듬이 있는데 이것은 매우 중요하다. 우리 몸은 소화 작용을 위해 세팅된 값을 기억해 아침 식사, 점심 식사, 저녁 식사 때 기본적인 소화액이 분비되는데 이것은 아주 규칙적이다. 그래서 주로 식사를 했던 그 시간 즈음에 배고픈 현상이 나타나는 것이다.

디톡스를 해 봤다면 누구나 알 수 있는데, 사실 한두 끼를 금식하고 나면 배고픔이 점점 사라지는 것을 느낄 수 있다. 시간이 지날수록 배가 더 많이 고플 것 같지만 생각보다 배고픔이 크지 않은데, 이것은 소화액의 분비와 관련이 있다. 음식이 들어오는 줄 알고 소화액 분비를 준비하고 있던 위장에 아무런 음식이 들어오지 않는 상황이 반복이 되면 위장은 그 시간에 더 이상 소화액 분비를 하지 않게 되기 때문이다.

이렇게 규칙적으로 일을 하는 것이 위장의 특징인데, 식사하는 시간이 계속 바뀌는 상황이 반복되어 규칙적인 식생활이 이루어지지 않는다면 위장 질환을 비롯하여 소화 불량에 걸리기 쉬워진다.

아침 식사 시간이 7시, 점심 식사 시간이 12시 30분, 저녁 식사 시간이 5시 30분, 이런 식으로 세팅되면 가급적 큰 변화를 주지 말고 그 시간에 식사를 해야 한다.

매일 식사 시간이 변경되면 몸은 망가진다. 즉 식사 시간이 불규칙적이지 않도록 해야 한다.

어쩔 수 없는 경우를 제외하고는 비슷한 시간에 식사를 하는 것이 위장 건강에 좋다.

과식, 폭식, 야식을 피한다

과식과 폭식과 야식은 인체를 망가뜨리고 수명을 줄어들게 만든다. 과식과 폭식과 야식은 대개 습관화되기 쉬우며 반복될수록 극복하기 힘들고 중독되기 쉽다. 디톡스로 인해 세팅된 소화관을 건강하게 유지하고 싶다면 이 세 가지를 반드시 피해야 한다.

과식은 지나치게 많이 먹는 것을 의미한다. 즉 배가 불러도 식탐으로 인해 계속해서 먹는 것을 말하고, 폭식은 좋아하는 음식이나 입맛에 맞는 음식을 과하게 먹는 것을 말한다. 이것도 역시 위장에 큰 장애를 가져올 수 있기에 주의해야 한다. 야식은 밤 늦게 먹는 것으로 소화관이 지친 상태에서 음식을 섭취하게 되어 음식물이 정상적인 소화가 일어날 수 없을 뿐만 아니라 두뇌와 장, 그리고 신장과 간에 좋지 않은 영향을 주게 된다.

금식을 하고 보식을 한 뒤 과식이나 폭식, 그리고 야식을 하게 되면 몸은 예전의 잘못된 습관을 그대로 받아들이게 되어 혈액은 더러워지고 세포는 병들게 된다. 또한 인체에는 염증이 많아지고 세균들이 활성화되며 면역력이 떨어지게 된다.

소금물을 매일 마신다

소금물은 1년 365일 매일 계속 마셔도 좋다. 미네랄 소금을 지속적으로 먹게 되면 혈액과 세포 그리고 면역에 있어서 유익한 효과를 얻을 수 있다.

혈액 순환이 잘 되고 혈액이 잘 만들어지게 된다. 또한 염증 질환들이 줄어들고 건강한 소화관을 가질 수 있게 된다. 미네랄이 풍부한 소금은 인체의 미네랄 부족으로 인한 여러 가지 문제들을 해결해 주기 때문에 필수적으로 섭취해야 한다고 할 수 있다.

단, 소금의 과다 섭취에 대해서 염려가 있으신 분들은 국이나 찌개 섭취를 줄이면 된다. 일반적으로 음식을 통해 섭취되는 소금은 정제염인데, 이 정제염을 과하게 섭취하는 것은 인체에 좋지 않다. 정제염이 아닌 미네랄이 풍부한 소금을 섭취하는 것이 중요하다.

건강식을 하게 되면 저녁 식사가 단순해지거나 혹은 과일식을 하는 경우가 많다. 일반 식사를 하지 않게 되면 오히려 염분 부족 현상이 일어날 수 있기 때문에 추가적으로 미네랄 소금을 물에 희석해서 섭취하는 것을 추천한다.

프로폴리스를 자주 섭취한다

프로폴리스는 금식을 할 때 섭취했던 것 중 하나인데 인체는 항산화 물질의 섭취가 필요하기 때문에 프로폴리스를 꾸준히 섭취하는 것이 좋다. 물론 과일과 채소, 곡식을 통해 항산화 물질을 섭취하게 되지만 이미 이것의 부족으로 질병이 생긴 분들에게는 프로폴리스의 섭취가 매우 유익하다.

항산화 물질들은 인체를 활성 산소로부터 몸을 보호해 주는 역할을 한다. 우리 몸은 끊임없이 활성 산소로부터 공격을 받는데, 그 결과 세포 손상이 일어나게 된다. 세포 손상은 암으로 이어질 수 있기 때문에 주의해야 할 필요가 있다.

전 세계적으로 이미 프로폴리스는 천연 항생제라고 알려져 있으며 나무의 진액들, 그리고 어린 잎사귀 등에서 벌들이 외부의 균, 질병으로부터 자신을 지키는 데 사용되는 성분이다.

인체에 염증이 있거나 노폐물이 있을 때 사용하면 좋다. 하루에 두 번 이상 섭취하면 좋은데, 한번에 많은 양을 섭취하기보다는 소량씩 자주 섭취해 주는 것이 좋다.

프로폴리스는 간 해독에 탁월하며 간 기능을 향상시킨다. 또한 장내 활동을 원활하게 함으로 배변 활동에 도움이 된다. 염증이 심하거나 감기에 걸렸을 때는 자주 나눠서 섭취하는 것을 추천한다.

식사 시 공복에 섭취하면 좋다. 프로폴리스의 반감기는 약 두 시간 정도이기 때문에 프로폴리스의 효과를 극대화시키기 위해서는 2~3시간 간격으로 조금씩 마셔 주는 것이 좋다. 특히 염증이 있거나 감기에 걸리거나 몸이 안 좋을 때 섭취하는 것을 추천한다.

식이섬유가 충분한 식사를 한다

디톡스가 끝난 후의 식사는 매우 중요하다. 기억해야 할 원칙 중에 하나가 '먹으면서도 디톡스가 되게 하는 것'이다. 많은 사람들이 실수하는 것 중 하나가 흰밥을 먹는 것인데 건강한 소화 기관을 위해, 그리고 건강한 장을 위해서는 반드시 현미밥을 섭취해야 하며 식이섬유가 충분한 식사를 해야만 한다.

식이섬유가 충분한 식사를 하면 장내 유익균이 활성화되고 인체의 세포는 건강해진다.

우리 몸이 원하는 음식이 분명히 있는데, 그중 아주 중요한 것이 바로 식이섬유이다. 물론 채식을 하면 식이섬유의 부족은 걱정하지 않아도 될 정도로 채소, 과일 등에 식이섬유가 충분하게 포함되어 있다. 그러나 종종 흰밥에 밑반찬을 드시는 분들, 너무 단조롭게 드시는 분들 중에는 육식은 하지 않지만 식이섬유가 부족한 경우가 있다.

현미밥을 중심으로 식사를 하면 식이섬유가 충분하며 과일과 채소를 잘 섭취해 준다면 올바른 채식을 할 수 있게 된다.

현미채식, 올바른 식사

주식은 통곡식으로 해야 한다.

현미밥(잡곡은 한 가지씩만 넣도록 한다.), 통밀, 통밀빵, 구운떡, 볶은 곡식, 현미 누룽지 등

1. 꼭꼭 씹어 먹는다. (현미밥은 100번이상 씹어 먹도록 한다.)
2. 곡식류는 통곡식으로 먹는다.
3. 야채와 과일을 섞어서 먹지 않는다.
4. 자극적 음식은 먹지 않는다. (예- 양파, 파, 마늘, 고추, 후추 등)
5. 천천히 먹는다. (식사 시간은 30~40분 정도가 적당하다.)
6. 한 끼에 너무 여러 가지를 먹지 않는다. 견과류 포함 5~7가지면 충분하다.
7. 견과류는 소량으로 섭취한다. (1-2일에 한 번 섭취하도록 한다.)
8. 가급적 국, 찌개 등은 멀리하도록 한다.
9. 곡식과 채소의 비율을 7:3정도로 섭취한다. (곡식60~70%, 채소 30~40% 섭취)
10. 소금을 충분히 먹는다. (단, 미네랄이 풍부한 소금)

11. 식사와 함께 물은 마시지 않는다.
12. 물은 식사 전 30분 전까지, 식후에는 2시간 후에 마신다.
13. 생것도 곁들여서 먹는다. (상추, 생오이, 생당근, 생고구마 등)
14. 간식, 과식, 폭식, 야식 등을 피하도록 한다.
15. 저녁 식사는 간단히 한다. (금식을 하거나 꿀물 한 잔, 혹은 과일과 볶은 곡식이나 크래커 등)
16. 아침 식사는 거르지 않고 꼭 한다.
17. 꿀이나 과일은 식사 대용으로 먹는 것이 가장 좋다.

음식은 반드시 충분히 씹어서 먹어야 하며 그렇지 않으면 음식이 약이 될 수 없다.

평소 식단표 - 예시

아침과 점심

1. 현미밥, 구운 떡 조금, 호박볶음, 콩나물, 호두, 생김, 생당근
2. 현미밥, 볶은 곡식, 무나물, 가지나물, 배추 겉절이, 캐슈넛
3. 구운 가래떡, 콩국, 생고구마, 두부 부침, 아마씨
4. 현미밥, 샐러드, 아몬드, 단호박찜, 구운 고구마, 더덕요리
5. 콩국, 통밀 국수, 무생채, 누룽지 과자, 구운 은행
6. 통밀빵, 생당근, 생오이, 생양배추와 양상추, 캐슈넛
7. 현미떡, 사과, 우엉 무침, 감자, 아마씨, 볶은 곡식(이 식사는 주 2~3회만)
8. 현미콩밥, 구운 떡 조금, 호박볶음, 두부 찜, 캐슈넛, 구운 김, 시금치나물
9. 현미죽, 볶은 곡식, 무나물, 가지나물, 배추 겉절이, 아몬드
10. 현미밥, 콩국, 고구마, 도토리묵, 아마씨, 감자요리, 상추
11. 현미밥, 양상추 샐러드, 아몬드, 단호박찜, 깻잎 익힘 요리, 더덕 찜
12. 밤밥, 통밀 국수, 무생채, 호박 말랭이, 청경채, 양배추찜, 올리브유
13. 통밀빵, 생오이, 아마씨, 연근, 다시마, 브로콜리 무침, 잣

14. 현미밥, 단호박죽, 애호박요리, 가지볶음, 콩자반, 미나리 무침, 땅콩

저녁

1. 바나나 2개
2. 사과 1개
3. 귤 5개
4. 감 1/2개
5. 배 2/3개

자주 하는 디톡스 Q & A

Q. 암 환자도 디톡스 가능한가요?

A. 암 환자도 가능합니다.
어떤 암이든 디톡스는 유익합니다. 그러나 몸 상태를 체크하고 자신의 컨디션에 잘 맞춰서 하는 것을 권장합니다.

Q. 항암 끝나고 디톡스 하는 것 괜찮나요?

A. 항암 약물의 독성 때문에 디톡스를 하는 것은 좋지만 항암 치료 직후에는 기력에 문제가 있을 수 있어서 권하지는 않습니다. 항암 치료 후에 기력이 괜찮은 분들은 자신의 체력 상태에 따라 가능할 수는 있으나 항암 치료 직후보다는 최소 1주일 이상 지난 후 하는 것을 권장합니다.

하지만 항암 치료로 인해 너무 몸이 허약한 분들은 추천하지 않으며 몸 상태에 따라 짧게는 1~3일, 길게는 7일까지 할 수 있습니다.

Q. 꿀물이 암 환자의 암을 키우지 않을까요?

A. 디톡스 중 마시는 꿀물은 암에 전혀 영향을 미치지 않습니다. 식사와 함께 먹는 꿀, 채소와 함께 사용되는 꿀, 혹은 다량의 꿀을 사용할 때는 문제가 될 수 있지만 디톡스 중 섭취하는 꿀물은 문제가 되지 않습니다.

Q. 디톡스 하고 싶은데, 살도 찌고 싶어요, 7일 디톡스 괜찮나요?

A. 살이 찌고 싶어서 디톡스를 하는 분들은 아마 소화관을 바꾸려고 시작하시는 것일 수 있어요. 소화 흡수가 안되는 분들은 고기를 많이 드셔도, 그리고 자주 드셔도 살이 찌지 않습니다. 이런 분들은 소화관을 세팅할 필요가 있기 때문에 7일 디톡스를 하는 것이 좋습니다. 그런데 만약에 7일 금식이 힘든 경우라면 3일만 해도 좋습니다.

Q. 살 빼기 위해 단식하는데 꿀물 마시면 살이 더 찌지 않을까요?

A. 살이 찌는 것은 여러 가지 이유가 있지만 가장 먼저 생각해야 하는 것이 칼로리입니다. 지방이 몸에 축적이 되어서 살이 찌는 경우가 있지만 기본적으로 소비되는 칼로리가 적거나, 섭취되는 칼로리가 많아 소비되고 남을 경우 살이 찝니다.

꿀물을 하루 3번 섭취한다고 해서 살이 찌지는 않아요. 섭취하는 칼로리가 소비하는 칼로리를 넘지는 않거든요. 전혀 문제가 되지 않습니다.

Q. 디톡스 정기적으로 해야 하나요?(얼마나 자주)

A. 하루 세 끼 식사를 규칙적으로 한다면 한 달에 3일 정도 금식하는 것을 추천합니다. 육식이나 잘못된 식습관을 가지고 있는 분들은 한 달에 한 번 디톡스를 하는 것이 좋고, 혹시 못할 경우에는 1년에 1번 7일, 3번 3일 디톡스도 좋습니다.

두 끼 식사를 하는 경우에는 특별히 따로 디톡스를 하지 않아도 괜찮습니다.

Q. 디톡스 며칠까지 가능할까요?

A. 디톡스 최대 기간은 7일입니다. 물론 10일 하시는 분들도 있지만 사실 인체의 독소를 100% 다 뺄 수는 없습니다. 7일 금식은 기본적인 디톡스로 독소 배출하기에 충분합니다.

Q. 디톡스 시 운동은 얼마나 해야 하나요?

A. 운동은 사람마다 다르긴 하지만 하루에 평지를 4km~8km 정도 걷는 것은 괜찮습니다. 물론 힘든 분들은 더 적게 걸어서도 됩니다. 너무 무리하지 않아야 하지만 적당량 가볍게 하는 운동은 좋습니다. 최소 2km는 걷는 것이 좋습니다.

Q. 디톡스 하면서 약을 먹어도 될까요?(보조 식품은? 영양제는?)

A. 약을 드시는 분들은 디톡스를 좀 신중하게 생각해 볼 필요가 있습니다. 디톡스를 하면서 약을 먹다가 끊는 분도 계시긴 하지만 디톡스 중 약을 먹으면 해독이 잘 안될 수 있고요. 보조 식품과 영양제도 먹지 않는 것이 좋습니다.
약물을 꼭 먹어야 하는 경우 디톡스를 고민해 보는 것이 좋을 것 같습니다.

Q. 디톡스를 하니 몸이 추운데, 괜찮나요?

A. 디톡스를 하면 일반 체온보다 떨어지는 것은 당연합니다. 사람마다 다르게 느껴질 수는 있지만 추위를 많이 타는 분들은 좀 더 춥게 느껴질 수 있습니다. 음식을 먹어서 소화되는 과정이 없다 보니 열이 덜

만들어지기 때문에 체온이 약간 떨어지는 현상이 있지만 전혀 문제가 되지 않습니다.

Q. 미네랄 소금 대신 다른 소금물 마셔도 되나요?

A. 소금물은 단순 나트륨 섭취가 목적이 아니기 때문에 미네랄 소금을 섭취하는 것을 추천합니다. 정제염은 추천하지 않습니다. 죽염이나 천일염 등 다른 소금을 사용한다고 해서 문제 되지는 않습니다. 그러나 미네랄 소금을 사용할 때만큼 기대 효과에 미치지 못할 수 있으니 좋은 미네랄 소금을 잘 선택하는 것을 추천합니다.

Q. 디톡스로 과일 주스를 마시거나 과일을 먹어도 괜찮나요?

A. 과일 주스나 과일도 괜찮습니다. 단 규칙적으로 해야 합니다. 과일 디톡스를 하는 경우 무언가를 먹기 때문에 굶는 것보다 먹고자 하는 욕구를 잘 이겨낼 것 같지만 오히려 꿀물 디톡스보다 좀 더 힘들 수 있습니다. 소화 과정을 거치기 때문에 더 기력이 없거나 식욕이 좀 더 생길 수 있기 때문입니다.

그러나 과일 주스나 과일도 디톡스 효과는 충분히 기대할 수 있습니다.

Q. 디톡스 할 때 간 청소도 함께 해도 될까요?

A. 짧은 디톡스를 할 때, 혹은 간 청소를 위해서 금식을 짧게 하는 것은 괜찮지만 3일 이상의 금식을 하면서 간 청소를 하는 것은 추천하지 않습니다.

Q. 혼자 디톡스를 할 때 날짜는 어떻게 정해서 해야 할까요?

A. 명확하게 며칠을 하라고 정할 수 없어서 애매하긴 한데요. 몸 상태에 따라 결정해야 하고, 질병 유무, 질병 상태에 따라 판단해야 합니다. 모든 것을 고려해서 1~7일 개인적으로 정해서 해야 할 것 같습니다. 기억할 것은 무리하게 디톡스를 하는 것은 좋지 않다는 것입니다.

Q. 관장 꼭 해야 하나요?

A. 관장, 즉 장 청소는 디톡스 중 필수는 아니지만 권장 사항입니다. 관장을 하면 숙변, 염증, 노폐물이 더 잘 빠져 나갑니다. 그래서 금식만 하는 것보다 장 청소를 같이 할 때 훨씬 더 많은 독소가 제거될 수 있다고 생각하면 됩니다. 즉, 디톡스 효과를 더 극대화시키는 효과가 있다고 생각하시면 됩니다.

Q. 금식하면 근육 손실이 생기는 건 아닐까요?

A. 약간의 근육 손실이 일어날 수 있지만 크게 문제가 되지는 않습니다. 오히려 장기적으로 불규칙한 식사나 빈약한 식사를 할 때 건강에 문제가 될 수 있지만 짧은 금식에서 근육 손실은 문제가 될 정도로 심하지 않고 이후 식사를 하면서 충분히 회복될 수 있습니다.

Q. 변비가 있는데 금식 중에 어떻게 해야 할까요?

A. 금식을 하면 먹는 것이 없기 때문에 당연히 변이 안 나옵니다. 금식 3일 정도가 지난 이후에는 변이 안 나올 가능성이 높고 만약 장 청소까지 하게 되면 그보다 더 빨리 변이 다 빠져 나올 수 있습니다.

디톡스 중 변이 안 나온다고 해서 변비라고 생각하실 필요는 없습니다. 간단하게 생각하면 먹는 것이 없기 때문에 안 나온다고 생각하시면 됩니다. 물을 충분히 드시면 기존에 장에 남아 있던 변이 빠르게 배출될 수 있습니다.

Q. 디톡스 중 탈모 현상이 있다고 하는 사람이 많던데, 진짜인가요?

A. 디톡스 중 탈모 증상이 모두에게 있는 것은 아닙니다. 그러나 탈모는

체질이 바뀌는 과정에서 일어날 수는 있어요. 머리카락이 빠지더라도 약간 빠지기 때문에 크게 걱정은 안 해도 됩니다.

아주 드물게 디톡스가 끝나고 두세 달까지 자연식을 하는 과정에서 머리카락이 많이 빠진 분들이 있긴 했지만, 시간이 얼마 지나지 않아 정상적으로 다시 회복되셨습니다.

Q. 디톡스 하면서 숯 먹어도 되나요?

A. 디톡스 하면서 숯을 먹으면 효과가 더욱 좋습니다. 염증이나 노폐물 배출에 도움이 되기 때문에 디톡스 중 숯을 사용하는 것은 아주 좋습니다.

Q. 마른 사람도 디톡스 가능한가요?

A. 몸이 마른 분들도 디톡스 가능하십니다. 체력이 좋지 않을 때 힘들 수는 있지만, 말랐다고 해서 디톡스가 불가능하지는 않습니다. 만약 몸이 너무 마르셨다면 짧게 디톡스를 하는 것을 추천합니다.

Q. 신장이 좋지 않은 사람도 디톡스 가능한가요?

A. 신장이 좋지 않은 분들은 필수로 디톡스를 해야 합니다. 혈액이 깨끗

해야 신장이 건강해질 수 있으며 혈액 속에 노폐물이 적어야 신장에 부담을 주지 않기 때문에 신장이 좋지 않은 분일수록 디톡스는 더욱 필요합니다.

심지어 투석하는 분들 중에서도 디톡스를 한 분들이 있었는데 크레아티닌 수치가 줄어든 분들이 있었습니다. 하지만 신부전증인 분들은 혼자 무리하게 하지 마시고 전문가와 상의 후에 하는 것을 추천합니다.

Q. 설사해서 기력이 없는데, 디톡스가 가능한가요?

A. 설사로 기력이 없을 때도 물론 디톡스를 할 수는 있지만 가능한 짧게 하는 것이 좋습니다. 어느 정도의 설사를 하였느냐에 따라 다를 수 있지만 체력 상태를 고려해서 하셔야 합니다.

Q. 적혈구가 부족하다는데 디톡스 가능해요?

A. 적혈구가 부족한 분들도 디톡스는 가능합니다. 적혈구가 부족한 원인이 식사의 문제, 혹은 세포의 문제, 조혈 기관의 문제에서 나타나는 현상이 대부분인데, 디톡스는 근본적인 원인 해결에 도움이 됩니다. 단, 적혈구 부족이 갑자기 일어난 경우, 혹은 너무 심한 경우에는 주

의를 하는 것이 좋습니다.

Q. 혈압이 낮은데 디톡스 가능할까요?

A. 혈압이 낮아도 디톡스는 할 수 있습니다. 단 미네랄 소금물과 꿀물은 마셔 주면서 해야 합니다. 그리고 혈압이 너무 낮다면 가급적 짧은 기간 디톡스를 하는 것을 추천합니다. 몸에 맞춰서 하는 것이 가장 좋습니다.

Q. 아이도 디톡스 가능한가요?

A. 어린아이도 가능합니다. 어린아이들인 경우 짧게 금식하는 것이 좋고 성장기 어린이들도 최대 3일 정도는 할 수 있습니다.

Q. 80세 이상의 고령인데, 디톡스 가능한가요?

A. 80대에서도 디톡스를 하신 분들이 아주 많습니다. 전혀 문제가 없습니다. 단, 기력이 안 좋은 분들인 경우는 짧게 하는 것이 좋습니다. 80대 중반에서도 7일 디톡스를 성공하신 분들이 많았으며 모두 결과가 좋았습니다.

Q. 당뇨인데 디톡스 가능한가요? 저혈당 겁나요.

A. 당뇨가 있는 분들도 디톡스는 가능합니다. 식사를 하지 않아서 저혈당이 오는 것을 걱정하는 분들이 많은데요. 꿀물을 마시면 혈당이 떨어지는 것을 막을 수 있고, 증상이 있거나 혈당 체크 중 저혈당이 있는 경우, 꿀을 조금씩 섭취하시면 좋습니다.

Q. 디톡스 할 때 아무 물이나 마셔도 될까요?

A. 디톡스 중에는 좋은 물을 마시는 것이 좋습니다. 좋은 물이란 미네랄이 충분하고 pH는 알칼리수, 그리고 깨끗한 물이어야 합니다. 지하수 중에도 좋은 물이 많고 사서 마시는 생수 중에도 좋은 물을 찾을 수 있습니다.
정수기 물이나 증류수는 피하는 것이 좋고요. 수돗물 같은 경우는 염소만 정화한 경우 사용할 수 있습니다.

Q. 디톡스 중 보리차 마시는 것은 괜찮나요?

A. 가급적 생수를 드시는 것이 가장 좋고요. 보리차를 마셔도 큰 문제는 없습니다.

Q. 디톡스 할 때 물은 얼마나 마셔야 하나요?

A. 정해진 물 양은 없습니다. 하지만 충분히 마시는 것을 추천드리는데, 체중 60kg 기준으로 2.5L 정도 드시면 좋습니다. 부족한 것보다는 충분한 양의 물을 마시는 것이 노폐물을 해결하는 데 큰 도움이 됩니다.

평소 하루 물 섭취량은 체중 1kg당 30ml를 기준으로 합니다.
예를 들어 60kg의 경우,

$$60kg \times 30ml = 1800ml, 즉 1.8L인데,$$

디톡스를 하는 경우에는 그보다 많이, 약 1.5~ 2배 이상 마셔 주는 것이 좋습니다

Q. 디톡스 시 차를 마셔도 될까요?

A. 디톡스 시 차는 마시지 않는 것이 좋습니다.

Q. 디톡스 할 때 물 마시는 시간이 있나요?

A. 디톡스 중 물은 자유롭게 마셔도 됩니다. 특히 아침 기상 후 물을 충

분히 마시면 좋고 잠자기 직전에는 많은 양의 물 섭취는 피하는 것이 좋습니다. 잠자기 직전에 마시는 물은 야간뇨를 유발할 수 있기 때문에 숙면에 방해가 될 수 있어 잠자기 직전에는 가급적 피하는 것이 좋습니다.

Q. 디톡스 할 때 어떤 꿀을 사용해야 하나요?(양은 얼마나?)

A. 꿀은 설탕이 들어가지 않은 순수 꿀, 그리고 숙성된 꿀을 사용해야 합니다. 대부분 시중에 판매되는 꿀은 영양 밸런스에 문제가 되는 농축 꿀인데, 사양꿀이 아닌 좋은 꿀을 사용할 때 디톡스의 효과를 볼 수 있습니다.

Q. 꿀물 먹으면 속이 쓰린데 어떻게 하나요?

A. 대개 위장이 좋지 않은 분들의 경우 꿀물을 마셨을 때 속이 쓰리거나 더부룩하거나 좋지 않습니다. 이때 양을 줄여 적은 양을 섭취하는 것이 좋고요. 조금씩 나눠서 마시는 것도 좋습니다. 혹은 꿀물에 레몬을 희석해서 마시는 것도 방법이 될 수 있습니다.

디톡스라이프
2주 만에 몸속 독소 싹 빼기

ⓒ 방태환, 2025

초판 1쇄 발행 2025년 11월 20일

지은이	방태환
펴낸이	이기봉
편집	좋은땅 편집팀
펴낸곳	도서출판 좋은땅
주소	서울특별시 마포구 양화로12길 26 지월드빌딩 (서교동 395-7)
전화	02)374-8616~7
팩스	02)374-8614
이메일	gworldbook@naver.com
홈페이지	www.g-world.co.kr

ISBN 979-11-388-4950-0 (03510)

- 가격은 뒤표지에 있습니다.
- 이 책은 저작권법에 의하여 보호를 받는 저작물이므로 무단 전재와 복제를 금합니다.
- 파본은 구입하신 서점에서 교환해 드립니다.